I0073657

# LETTRE

## SUR LES VERTUS

## DES EAUX FERRUGINEUSES

## DE LA BOISSE

### Près de Chambéry,

ÉCRITE

## A MONSIEUR POTOT,

Professeur du Collège de Médecine de Lyon,

## PAR MONSIEUR FLEURY,

*Ancien Médecin des Hôpitaux Royaux d'Espagne & de l'Hôtel-Dieu de cette Ville, Docteur de Montpellier & de Turin, & Proto-Médecin de Savoye.*

### SECONDE EDITION,

Augmentée des Observations sur les Cures opérées par ces Eaux.

❧

## CHAMBERY,

chez J. LULLIN, Libraire, Grande-Ruë, à la Bible d'Or.

___

## M. DCC. LXXVIII.

ACQUISITION No 59,777

T 163
Ic 961

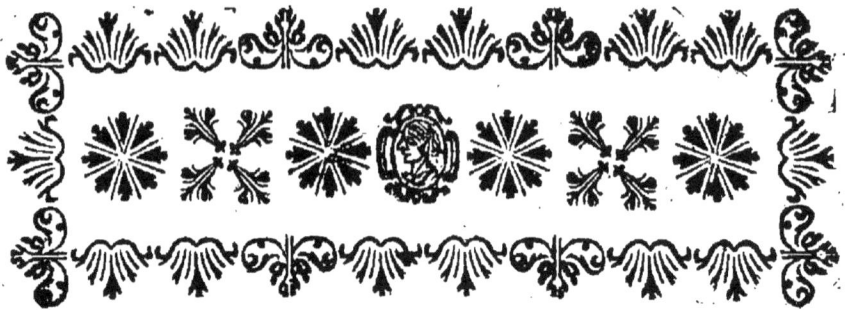

# AVIS
## DU
# LIBRAIRE.

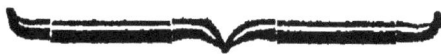

**O**N ne se lasse point de réimprimer les Ouvrages qui n'ont d'autre objet que le bien du Public & celui de l'Humanité. La première Édition de cette Lettre se trouvant épuisée, l'Auteur a bien voulu joindre à celle-ci ses Observations concernant les Guérisons opérées par l'efficacité de ces Eaux, & y défigner les Maladies pour lefquelles il les a reconnuës infuffifantes : la réputation dont il jouit, me fait efpérer que les Habitans de cette Ville, auffi bien que les Étrangers, accüeilliront avec le même empreffement cette nouvelle Édition.

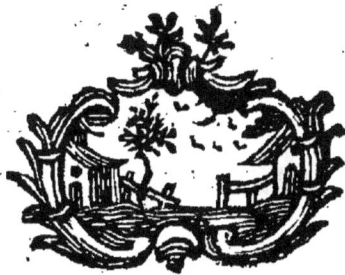

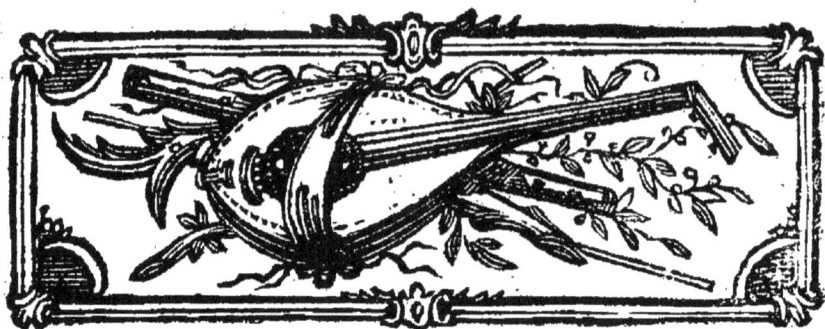

# LETTRE
## SUR LES VERTUS
## DES EAUX FERRUGINEUSES
## DE LA BOISSE
### PRÈS DE CHAMBÉRY,

*Écrite*
à Monſieur POTOT, Médecin de Lyon,
*Par M. FLEURY, Proto-Médecin
en Savoye.*

VOus m'avez demandé, Monſieur & cher Confrere, qu'elles étoient les nouvelles Eaux de la
Boiſſe, dont on chante les merveilles dans votre Ville ;
ayant vu pluſieurs lettres des Médecins de Chambery ,
dans leſquelles les uns les préconiſent au ſuprême de-

gré, tandis que quelques-uns ne leur attribuent aucune vertu ni efficacité, pour les maladies auxquelles on les dit être propres, & ne contiennent point les principes que certains ont cru y reconnoître. Etant donc une affaire d'examen, vous vous en rapportez à moi, tant pour vous personnellement, que pour ceux qui vous ont consulté sur ces Eaux, auxquels vous avez répondu, que vu la différence de sentiment des Médecins de Chambery, vous attendiez d'avoir le mien pour les décider. Je vais donc vous tracer l'histoire de ces Eaux, & les maladies pour lesquelles je les ai employées, ainsi que vous le souhaitez.

Les Eaux de la Boisse ne sont point nouvelles; personne n'en connoît l'époque; ce que j'en sais, Monsieur, de plus ancienne date, c'est qu'étant Médecin de famille de l'Infant Dom Philippe, & des Hôpitaux militaires des Espagnols, lorsqu'ils occupoient la Savoye; M. Grossy, très-savant Médecin, qui en faisoit usage, m'ayant dit qu'elles étoient propres à plusieurs maladies, je les ordonnai en 1748 à un grand nombre de soldats, que l'on venoit de retirer des Hôpitaux des Provinces pour les transporter en Espagne; ils étoient atteints de différentes maladies chroniques, presque tous réputés hors de service, que la plûpart cependant purent reprendre, par le bénéfice qu'ils retirerent de la boisson de ces Eaux.

Leur source, située à un quart lieue de Chambery, sort au bas d'une vaste colline sabloneuse, dont la partie qui domine sur ces Eaux a été de tout temps sujette à de fréquens éboulemens, qui probablement s'étant succédés en différentes années, en auront enfoui plusieurs fois la Source, comme je le vis arriver

en Février 1749 & en Décembre 1752 : dans le même
temps la Riviere de Laiffe, qui paffe au midi de cette
colline, s'étant détournée de fon lit, fe porta jufqu'aux
éboulemens, & perfonne ne put plus y atteindre.

L'habitude où étoient les habitans d'aller à d'autres Eaux du pays, leur fit oublier celles dont il eft
queftion, jufqu'en 1760, que la riviere de Laiffe,
ayant repris fon ancien lit, quelques malades dès lors
purent atteindre à des filets qui filtroient à travers les
maffes éboulées qui en couvroient la Source, lefquelles ayant peu à peu été entraînées par les pluies,
en laifferent l'abord praticable en 1776 ; & des perfonnes de confidérations y ayant recouvert leur fanté,
prefque tous les habitans, malades ou non, y accou-
rùrent l'année derniere ; & comme aucun n'en a éprouvé de mauvais effets, tandis qu'un grand nombre y a
trouvé la guérifon à différentes maladies graves & invétérées, ces Eaux en ont acquis la plus haute célébrité.

Cette prodigieufe quantité de buveurs, tant du
pays qu'étrangers, qui y font venus en foule, m'a
fourni la facilité d'obferver dans ceux qui étoient malades, les mêmes effets que j'avois reconnus en 1748,
& furtout dans un plus grand nombre de maladies,
particuliérement dans celles du Sexe.

Ces Eaux, qui font très-limpides, ont un goût fer-
rugineux, & font auffi légeres que celles de nos meilleures Fontaines, & plus froides en Eté de deux de-
grés au Thermometre de Reaumur, comme plus chaudes en hiver. La couleur purpurine qu'elles prennent
dans l'inftant qu'on les reçoit à la Source dans une
bouteille de verre blanc, où l'on a mis de la Noix de
Gale concaffée, dénote leurs qualités ferrugineufes,

felon les Chymiftes, qui regardent cette noix comme
la pierre de touche de l'exiftence du fer dans toute Eau
minérale. Ayant communiqué cet effet à M. Somis,
un des plus célebres Profeffeurs de l'Univerfité de
Turin, & Médecin de la Perfonne Augufte du Roi ; il
me répondit, en date du 26 Juillet, que pour bien juger de ces Eaux, il falloit faire des obfervations exactes
& réitérées fur les effets qu'elles produifoient, & que
ce feroit plutôt par ces obfervations, qu'on pourroit
en reconnoître les propriétés médicinales, que par leur
analyfe, fi tant eft, qu'en la faifant, ce ne fût pas audeffus des forces humaines de découvrir tous les principes dont elles pouvoient être imprégnées. Le fentiment de ce grand Maître de l'Art eft conforme à celui des plus habiles Auteurs qui ont écrit fur les Eaux
Minérales, qui conviennent que le vrai moyen d'en
reconnoître les propriétés, eft l'expérience de leurs
effets. Celles que j'ai de ceux des Eaux d'Aix, où, depuis trente années, j'y dirige des malades dans chaque faifon, m'a convaincu de la vérité de cette affertion ; car ce ne fut ni par l'analyfe que j'en fis peu après
mon établiffement en Savoye, ni par celles qu'avoient
fait les célebres Fanton & Groffy, que je pus être en
état de connoître leurs propriétés, n'ayant été que par
les obfervations de leurs effets que j'ai pu en acquérir
la connoiffance : c'eft la même méthode que j'emploie
pour celles de la Boiffe, fur lefquelles j'ai déja fait
plufieurs expériences analytiques, que je veux encore
réitérer pour découvrir, autant qu'il fera poffible, les
principes dont ces Eaux ferrugineufes font imprégnées ;
auxquelles Madame la Maréchale Du Muy, que j'y ai
conduit, a trouvé le même goût qu'à celles de la Sau-

veniere

veniere de Spa ; ce que M. le Comte de l'Hopital m'a-
voit précédemment affuré. Il eft vrai que fi l'on en
peut juger par les obfervations rapportées par M. de
Limbourg fur les Eaux de Spa, celles de la Boiffe pa-
roiffent beaucoup convenir avec elles par les guérifons
qu'elles opérent ; mais leurs principes conftitutifs font
beaucoup plus fubtils & plus volatifs, & le Fer s'y trouve
dans un état de folution beaucoup plus parfaite. Les
Eaux de la Sauveniere de Spa, de même que celles de
nos autres Sources ferrugineufes de la Savoye, laiffent
un dépôt ochreux fur les pierres & les cailloux fur lefquels elles paffent ; tandis que nos Eaux de la Boiffe n'en
laiffent aucun, mais leur imprime feulement une teinte
rougeâtre qui les pénétre plus ou moins dans l'intérieur,
felon le temps qu'elles y ont été expofées : d'ailleurs celles
de Spa fouffrent le tranfport, au lieu que les nôtres, après
le vingtieme jour qu'elles ont été prifes à la Source,
perdent leurs qualités ; ce que m'a confirmé l'illuftre
Dame dont je viens de vous parler, qui m'a écrit de
Paris que ces Eaux, qu'elle y avoit fait tranfporter,
avoient perdu leur vertu & efficacité. Cependant,
Monfieur, on en a exporté en France une quantité étonnante en barils & en tonneaux ; j'ignore ce qu'elles
ont pu produire, étant tranfportées avec fi peu de précaution ; car il eft néceffaire, lorfqu'on veut en retirer
quelqu'avantage, de les prendre dans des bouteilles,
furtout dans celles de gray, & les lutter à la Source.
Si ces Eaux ne varient point à l'avenir dans leurs
principes conftitutifs, ainfi qu'elles ne l'ont pas fait
depuis environ quarante ans qu'on les a employées,
la Savoye aura la prérogative, peut-être unique, de
poffeder, à deux lieues de diftance les unes des autres,

des meilleures Eaux chaudes poffible, qui font celles d'Aix, & les ferrugineufes de la Boiffe. L'ufage de ces deux Eaux minérales, fagement combinées l'une avec l'autre, formera un remède prefque univerfel pour toutes les maladies chroniques, fufceptibles de guérifon : voici celles pour lefquelles j'ai reconnu les Eaux de la Boiffe falutaires.

Pour les maladies de la peau, foit pour celles qui dépendent d'un vice caché intérieurement, & s'y manifeftent par des éruptions falines, dartreufes, érifipélateufes, & taches fcorbutiques, foit pour celles qui, ayant leurs fieges dans la peau même, y ont produit différentes altérations.

Pour les crachemens de fang, les toux invétérées, oppreffions & tubercules de poumons, pour les gonflemens, pefanteurs, douleurs d'eftomac, dégoût & vomiffemens.

Pour les coliques bilieufes, hémorrhoïdales & les néphrétiques, pour les obftrudtions du foie, de la rate & du pancréas, pourvu que ces fortes d'obftructions n'aient pas atteint la dureté du skirre.

Pour la diminution & fuppreffion des évacuations périodiques du Sexe, les pâles couleurs & fiévre lente, qui eft quelquefois compliquée.

Pour les tumeurs œdemateufes, & pour la leucophlegmatie ou anafarque, pour les diarrhées & diffenteries invétérées.

Pour les graviers, fables, mucofités des reins & de la veffie, pour toutes fortes de difficultés recentes d'urine.

Pour les gonorrhées virulentes, & pour les écoulemens qui fubfiftent quelquefois après leurs traitemens.

Pour l'affoibliffement des membres, & les douleurs vagues.

Pour la foif immodérée, l'infomnie & l'affection hypochondriaque.

Pour les fiévres intermittentes invétérées, les dépôts après les maladies aiguës, & les convalefcences longues & pénibles.

Pour expulfer les vers & évacuer les humeurs putrides & bilieufes de premieres voies.

Ces Eaux opérent ou par le vomiffement ou par d'abondantes évacuations par le bas, & le plus fouvent par les urines; quelquefois elles procurent une efpece de falivation, & dans quelques-uns elles occafionnent des éruptions générales à la peau, qui difparoiffent en continuant de les boire; effets qui varient felon la nature des maladies, & la difpofition particuliere des malades.

Le temps le plus propre pour leur boiffon, & où elles ont leur plus grande activité, eft depuis la fin du mois de Mai jufqu'à celle d'Octobre.

Voilà, Monfieur, bien des maladies différentes où un même remede convient; mais, vous favez que leurs caufes génériques différent beaucoup moins entr'elles que les fymptomes, une même caufe produifant divers genres de maladies, felon les divers états de l'économie animale & les divers organes qu'elles affectent. Cependant quel appareil de formules & de remedes nos Anciens ne nous ont-ils pas laiffés contre les maladies chroniques, pour lefquelles les feules Eaux minérales, tant chaudes que froides, rempliffent beaucoup mieux les indications, & nos vues curatives? Nous n'avons aucun remede qui puiffe, comme ces Eaux, conferver dans le corps humain toute leur intégrité, & qui ait la facilité de pénétrer comme elles font, jufques dans les filieres les plus déliées des plus

petits vaiſſeaux, où des liquides privés du mouvement néceſſaire à la vie, s'étant épaiſſis & accumulés,
y acquierent par leur ſéjour différentes ſortes d'altérations & d'acrimonie ; intervertiſſent enſuite l'ordre
des ſecrétions & excrétions naturelles, & produiſent
tous les déſordres que nous remarquons dans les maladies chroniques : c'eſt donc en rétabliſſant la liberté
de la circulation, & en corrigeant en même temps
le vice des fluides, que les Eaux minérales produiſent
les effets que l'Art n'a jamais pu atteindre par un
autre moyen ; je viens d'en faire une épreuve perſon-
nelle des plus frappantes. Je fus atteint d'une attaque
de goutte irréguliere ; toutes les articulations de mon
corps en furent ſaiſies de la maniere la plus cruelle,
& je paſſai par tous les accidens, tels que les a obſervé l'immortel Sydenham dans ſon Traité de la
Goutte irréguliere. Après cette attaque, je reſtai perclus de tous mes membres ; je fus réduit à la plus
extrême maigreur, avec une altération dans le pouls,
& une inſomnie durant quatre mois : de ſorte que
perſonne n'imaginoit que je puſſe ſurvivre à cet état ;
je ne mis en uſage aucun remede, n'ayant de confiance qu'aux Eaux d'Aix ; je m'y fis porter au mois
de Mai, y reçus 22 douches de ſuite, au moyen
deſquelles je pus faire quelques pas, deſcendre &
monter mon eſcalier, étant ſoutenu par une perſonne ; je ſavois bien que les douches opérent quelquefois long-temps après qu'on les a reçues ; mais je ſavois auſſi que dans des cas moins graves que celui
où j'étois, il falloit les réitérer trois ou quatre ans
de ſuite avant d'être guéri ; je penſai que pour abré-
ger un ſi long terme, je n'avois qu'à continuer à re-

cevoir huit douches chaque mois ; ce qu'ayant exécuté fix mois de fuite, ma guérifon fut opérée.

Connoiffez-vous dans la Médecine un moyen qui
eût pu équivaloir à la douche dans l'état défefpéré
où j'étois? C'étoit une épreuve d'ailleurs que je ne
pouvois faire que fur moi-même ; car quel eft le malade qui auroit confenti à refter fix mois de fuite à
Aix, ou à y revenir chaque mois? Voilà des effets
inexplicables : il en eft de même, Monfieur, de ceux
que j'ai vu produire à nos Eaux de la Boiffe dans les
maladies dont je vous ai parlé ; mais je dois vous prévenir qu'on doit diftinguer felon les cas particuliers
& les différens tempéramens, ainfi que felon le plus
ou le moins d'ancienneté de la maladie, quelle devra être la quantité de la boiffon, fa durée, quel in-
tervale pour y revenir, quel exercice, quel régime
conviendront ; quelles font les maladies où il faut né-
ceffairement les boire à la Source, & celles où elles
agiffent tranfportées chaque jour, quand devra-t on
les boire en prenant les Bains d'Aix ; ce qui en certains cas eft néceffaire, & en rendra le fuccès plus
prompt, comme j'ai eu lieu de le remarquer dans les
mois de Septembre & Octobre dernier, où je les ai
fait tranfporter chaque jour pour des malades qui y
ont pris les Bains. Une Demoifelle qui avoit des duretés dans le fein déjà adhérentes & douloureufes,
que l'on taxoit de cancereufes, au moyen des demi
bains & de 40 jours de boiffon des Eaux tranfportées, y a reçu un foulagement fi marqué, que j'efpere
qu'en réitérant cette méthode, on viendra à bout de
réfoudre entiérement les glandes, puifqu'elles font déjà
rendues mobiles, & que les douleurs lancinantes ont
ceffé.

Il est aussi des maladies où l'on devra les boire dans la nuit, comme dans les soifs immodérées, l'infomnie & les diffenteries invétérées ; on devra aussi quelque fois les boire dégourdies & coupées avec du lait : il y a des circonstances qui exigent de placer quelques purgatifs durant leur usage ; ce sont là des regles qu'on ne peut guere prescrire qu'à la vue du malade, qu sur un détail circonstancié de la maladie.

On peut seulement dire en général qu'on doit se purger le premier & dernier jour de la boisson, sauf dans les cas de diarrhée & diffenterie, où cette précaution peut être inutile, & même devenir nuisible. On commencera la boisson par deux gobelets de huit onces chacun, & chaque jour on augmentera de deux gobelets, jusqu'à ce que l'on soit parvenu à huit ; mais pour les tempéramens foibles & délicats, on n'augmentera que d'un gobelet par jour, & on se tiendra au nombre de six. Les premiers jours, on doit laisser un quart d'heure au moins d'intervalle entre chaque gobelet, & même plus, si on s'apperçoit que ces Eaux fatiguent l'estomac ; mais ensuite, un quart d'heure d'intervalle est plus que suffisant ; si elles font vomir, on les continue, quand même cet effet dureroit plusieurs jours de suite, parce qu'ayant évacué les humeurs qui croupissoient dans l'estomac, elles passent ensuite par les urines avec succès : si elles procurent des évacuations abondantes par les selles, on peut en diminuer la dose ; si les déjections sont fréquentes, & qu'on s'en trouve affoibli, on en discontinuera l'usage pendant quelques jours. Quelquefois ces Eaux portent à la tête & occasionnent une espece d'yvresse ; il faut alors en diminuer la dose ; & si cet effet continue, on doit placer un purgatif léger.

La durée de la boisson est ordinairement de trois ou quatre semaines ; mais il est des maladies si invétérées, qu'elles exigent d'en prolonger le temps, comme les dissenteries, les obstructions anciennes, les dartres qui ont détruit pour ainsi dire l'organe de la peau.

Deux heures après avoir fini la boisson, on peut prendre des alimens solides ; une heure suffit, si l'on prend un bouillon ou du café ou chocolat, ou un peu de vin de liqueur ; il convient de ne point rassasier l'appétit que ces Eaux excitent le plus souvent, & de souper légérement. On doit se tenir l'estomac couvert pendant qu'on les boit, se préserver de l'ardeur du Soleil, & se promener jusqu'à ce qu'on ait bu la quantité ci-dessus marquée ; on devra le soir éviter le serein, & autant qu'on le peut toute application sérieuse.

Les alimens les plus convenables sont les viandes bouillies, rôties, grillées, la volaille, le poisson & les herbages apprêtés en gras ; on bannira toute sorte d'acide, de friture, pâtisserie, salade & fruit crud, sauf les fondans.

Dans la crainte de voir réitérer le malheur que j'avois vû arriver à cette Source en 1749, & qui en étoit de nouveau menacée ; ayant l'honneur de représenter le Magistrat du Proto-médicat en cette ville, je pris la liberté de faire parvenir sous les yeux du Roi, des Représentations pour la conservation de ces Eaux : Par un effet de ses graces, Sa Majesté, qui s'occupe par elle-même de tout ce qui peut contribuer au bonheur de ses peuples, daigna les agréer, & fit donner ses ordres à Monsieur notre Intendant

Général pour cet objet ; & Meſſieurs les Nobles Sindics & Conſeil de Ville ayant reçu ceux de Monſieur
l'Intendant, pour prendre les meſures néceſſaires à
prévenir tout ultérieur éboulement ; ces Meſſieurs ont
non ſeulement prouvé leur zele & empreſſement à con-
ſerver cette Source ſalutaire, mais encore viennent de
donner un plan pour y faire un chemin ſpacieux &
commode pour les perſonnes qui voudront y aller en
voiture. Les Etrangers trouveront le ſéjour de Chambéry agréable. Les habitans en ſont honnêtes ; & les
perſonnes de diſtinctions y trouveront une Nobleſſe
illuſtre & nombreuſe, qui y forme la ſociété la
plus aimable. Les logemens ſeront commodes, tant
pour ceux qui voudront y tenir maiſon, que pour
ceux qui ſe feront porter à manger, s'y trouvant de
bons Traiteurs dans tous les quartiers. Il y a auſſi
des Maiſons de campagne autour de la Ville, qui ſont
à portée de ces Eaux ; & ceux qui aimeront le Spec-
tacle, en jouiront, y ayant un beau Théatre qu'on a
élevé à l'occaſion du bonheur qu'on eût en 1775 d'être
honoré de la préſence de notre incomparable Souverain.

Voilà, Monſieur, les éclairciſſemens que vous avez
ſouhaité, ſur leſquels vous pouvez compter, tant pour
vous perſonnellement, que pour ceux qui vous ont
conſulté ſur ces Eaux, leſquelles, ſuivant le détail que
vous m'avez fait de votre ſituation, ne peuvent que
vous être très-utiles ; & quoique dans le cas où vous
vous trouvez, elles pourroient opérer étant tranſportées, il eſt plus à propos que vous veniez les boire à
Aix, pendant que Madame votre Epouſe y ſéjournera
pour les douches : la mienne ſera enchantée de vous y
revoir en famille. Vous trouverez plus d'arrangemens
dans

dans ma maifon, occafionnés par l'honneur que j'ai eu de la voir occupée par Son Alteffe Royale Monfeigneur le Duc de Chablais, les trois années que cet Augufte Prince eft venu à nos Eaux.

J'ai l'honneur d'être,

MONSIEUR ET CHER CONFRERE;

Chambéry, 30 Janvier 1778.

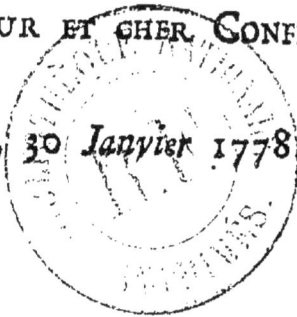

Votre très-humble & très-obéiffant Serviteur, FLEURY, P. M.

# OBSERVATIONS

*Sur les Effets des Eaux Ferrugineuses de la Boisse, près de Chambéry, & les Guérisons qu'elles ont opérées.*

Par M. FLEURY, Proto-Médecin en Savoye.

## AVANT=PROPOS.

QUELQUES nombreuses que soient les Sources minérales, quelques rapports qu'elles paroissent avoir entr'elles, il n'en est peut-être aucune qui ne differe des autres dans la proportion de ses principes constitutifs, vû le nombre infini de combinaisons par lesquelles l'eau peut dissoudre & se charger des différentes substances qui sont renfermées dans les entrailles de la terre ; & il paroît que c'est en raison de la plus ou moins parfaite dissolution des minéraux dont chaque source est impregnée, que ses propriétés sont plus ou moins étendues & efficaces : Et plus les principes d'une eau minérale seront subtiles & incoërcibles, plus il sera difficile, pour ne pas dire impossible, à tous les efforts des Chimistes de pouvoir les reconnoître. Il est même quelques corps du genre des minéraux, qui, selon Maloüin, sont formés de particules si menues & si fortement unies, que leurs corpuscules ont besoin de moins de chaleur pour les emporter, que pour les diviſer en leurs principes ; de ſorte que l'analyſe de tels corps eſt impraticable : De-là vient que preſque tous ceux qui ont voulu prononcer ſur la vertu des eaux minérales *à priori* , c'eſt-à-dire, avant qu'un nombre ſuffiſant d'expériences faites ſur les malades, en ait conſtaté les propriétés, ſe ſont expoſés à tromper les autres, en ſe trompant eux-mêmes. Tel a été le ſort de celui qui a prétendu juger des Eaux de la Boiſſe, par l'Analyſe qu'il en publia l'année dernière ; le ton déciſif & affirmatif répandu dans tout ſon contenu, en a impoſé aux Médecins & Chirurgiens étrangers, ainſi que je l'ai reconnu dans pluſieurs occaſions : C'eſt ce qui me force à faire remarquer que ces procédés analytiques ont été fautifs, puiſqu'il y avance, 1°. ( trompé apparemment par quelques circonſtances étrangeres ) que ces Eaux contiennent parties égales de terre abſorbante & de ſélénite (*a*), quoiqu'il eſt certain, & prouvé par des expériences déciſives, qu'il ne s'y trouve pas une ſeiziéme partie de ſélénite, ainſi qu'il ſera facile d'en juger, lorſque je publierai les Eſſais analytiques ſur ces Eaux.

2°. Il rapporte, page 8, qu'ayant mêlé du ſirop violat avec l'Eau, elle a pris une très-légere couleur de feuille morte ; tandis, au contraire, que cette Eau verdit ſur le champ le ſirop violat, ſoit qu'on l'y mêle pur, ſoit qu'il ſoit étendu dans de l'eau diſtilée.

3°. Il prétend, page 19, que les Eaux de la Boiſſe ſont nuiſibles à la ſanté, & que l'uſage de telles Eaux eſt ſouvent très-pernicieux à ceux qui ſont ſujets à

_____

(*a*) Voyez page 17 de l'Analyſe des prétendues Eaux Ferrugineuſes de la Boiſſe, ſituées près de Chambéry, &c. Chez Lullin, Libraire, grande-rue, à la Bible d'Or.

la gravelle, tandis qu'elles font au contraire très-effi-
caces contre les graviers, & que leurs falubrité &
propriétés médicinales ont été reconnues & atteftées
par Meffieurs les Médecins Mermoz, Defmaifons,
Lard & Pillet, mes Confreres, ainfi qu'il en confte
par leurs Lettres à Meffieurs les Nobles Sindics de
cette Ville, qui nous écrivirent l'année derniere, par
ordre du Roi, pour avoir notre fentiment fur la qualité de ces Eaux. Sa Majefté, par un effet de la
profonde Sageffe & de fa Bienveillance Royale envers
fes Peuples, ayant voulu être affurée des bons effets
qu'elles avoient produits, avant d'ordonner les Réparations néceffaires, pour les préferver des éb u-
lemens qui nous en avoient privés, comme je l'ai
rapporté dans ma Lettre à M. Potot.

4°. L'Auteur de l'Analyfe contre ces Eaux, déter-
miné peut-être par quelque fait ou principe qui m'eft
inconnu, n'a pas été affez attentif à reconnoître la
teinte purpurine que leur donne la noix de galle à la
Source ; puifqu'il affure que trente fois il en a répété
l'effai, fans la découvrir : On ne peut comprendre
cette affertion démentie par tous ceux qui ont cherché
à s'en convaincre ; ce que peuvent témoigner des mil-
liers de perfonnes, ainfi que plus de cinquante Etrangers de confidération, qui, fur l'annonce que la Gazette de Berne, N°. 46 de cette année, attribuoit
au Collége de Médecine de Lyon, que ces Eaux
n'avoient d'autres qualités que celles d'une eau pure
& fimple ; ont voulu répéter l'effai de la noix de galle ;
& pour mieux s'en affurer, ils ont diverfes fois
répété fur la même noix de galle concaffée l'effet de ces
Eaux, comparé à celui de l'eau commune, & tou-

jours reconnu la teinte purpurine qu'elles prennent
à l'inftant même qu'elles font reçues fur cette noix
concaffée ; tandis que l'eau commune ne prend
qu'une très-légere teinte de couleur de feuille morte (b).

5°. Il dit page 21, que le fable roulé par ces Eaux,
ne contient point de particules de fer ; & cependant je
les y ai reconnu.

Les Médecins éclairés par la faine phyfique, l'ufage
de voir des malades, & par l'obfervation, recon-
noiffent la Médecine pour une fcience fondée & for-
mée fur des expériences fages & des obfervations
exactes & réitérées; qu'on ne peut en reculer les bor-
nes que par cette voie, & non par celle des h.po-
théfes, qui n'ont fervi qu'à retarder le progrès des
vraies connoiffances dans cet Art ; tous les moyens
que nous avons entre les mains, tirés des trois
règnes, n'ayant jamais été reconnus que par l'expérience, ils jugeront des propriétés des Eaux de
la Boiffe, par les différens effets qu'elles produifent
fur le corps humain. Et fi nos lumieres ne font pas
affez étendues pour pénétrer & expliquer la façon d'agir
de ces Eaux, elles n'en parviennent pas moins au but
que la nature a en vûe, lorfqu'elle n'eft pas vaincue
par la force du mal.

N'ayant pu prévoir que l'on imprimeroit la Lettre
que j'avois écrite à M. Potot, ancien & célebre
Médecin de Lyon, j'avois omis les Maladies pour
lefquelles leur ufage eft inffifant. Et afin d'éviter

---

(¹) Ce fut le 15 Juin que ces Meffieurs, bûvant les Eaux, firent cette
épreuve, parmi lefquels MM. les Marquis de Séve, de Langeac;
MM. de Terbaffe, de Caze, de Savarron, & autres de Lyon : MM. de
la Mouroux & de Roftaing de Grenoble, &c. témoignerent à S. E.
Madame la Commandante & Comteffe de la Tour, leur furprife
qu'on eût pû nier cet effet.

aux Malades un voyage infructueux , il est donc à propos d'observer que l'épilepsie , la paralysie , les anchiloses , les écrouelles ne sont pas curables par ces Eaux , & que quelques bons effets qu'elles produisent dans les affections de poitrine , elles ne peuvent pas guérir la phtisie pulmonaire confirmée ; il en est de même de certaines dartres rongeantes , chancreuses ou scrophuleuses , qui se manifestent ordinairement sur le nez & aux lévres : Et quoique très-propres contre l'hydropisie dans les chairs , connue sous le nom de leucophlegmatie ou anazarque ; elles ne peuvent convenir aux hydropisies par épanchement ; certains cas d'ascite exceptés , où ces Eaux étant bues immédiatement après la ponction , m'ont paru propres à retarder & même empêcher un nouvel épanchement , par la propriété qu'elles ont de rétablir le ton , le ressort & l'élasticité des fibres & des membranes , en corrigeant en même tems le vice cachectique du sang : mais si quelque tumeur skirreuse , dans les viscères du bas ventre , avoit donné lieu à l'épanchement , on sent bien que , dans ce cas , leur effet seroit insuffisant.

Outre les effets salutaires que ces Eaux produisent dans les maladies chroniques , elles paroissent être un préservatif contre les aigues ; la meilleure santé dont jouissent les Habitans de cette Ville , en est une preuve incontestable , par la vertu singuliere qu'ont ces Eaux , d'expulser les vers & d'évacuer par le vomissement , & le plus souvent par les déjections , la saburre putride & bilieuse des premieres voies ; ce qui les a préservés des fiévres putrides & vermineuses qui règnoient ordinairement parmi le peuple : Evénement observé & attesté par MM. Mermoz & Lard,

Médecins de l'Hôtel-Dieu de cette Ville, dans leurs Lettres déja citées.

Si je peux remarquer que la seconde Source de ces Eaux, qui découle à quelques pas de distance au couchant de celle dont j'ai fait mention dans ma Lettre, & qui est également ferrugineuse, puisse convenir de préférence dans quelques maladies, je ne manquerai pas de l'indiquer en continuant mes Observations. Heureux, si je puis remplir le but que tout Médecin doit avoir en vûe, qui est de saisir toutes les occasions où il peut se rendre utile à l'humanité.

# OBSERVATIONS.

LES Observations que je donne, sont celles que j'ai eû lieu de faire sur les Maladies de ceux qui m'ont consulté avant de commencer la boisson des Eaux, que j'ai suivi pendant le tems qu'ils en ont fait usage, & dont j'ai reconnu la parfaite guérison ; & d'autres dont des personnes dignes de foi m'ont remis les déclarations. Sans entrer dans le détail des Effets que j'avois observé sur les Espagnols, à qui je les ordonnai en 1748, je commence par quelques-unes de 1762 à 1776, qui serviront à prouver que la qualité de ces Eaux n'avoit point été altérée par les éboulemens.

## OBSERVATION I.

### Eruptions Eréſipellateuſes.

Madame Martin, née Deſſales, Marchande de cette Ville, étoit ſujette à une éruption éréſipellateuſe, qui, à l'approche des chaleurs, se manifestoit sur les jambes; & trois mois après reparoissoit & occupoit tout le visage & la tête; ce qui lui arriva plusieurs années de suite, sans qu'elle eût pû s'en garantir, ni par les saignées, ni par quantité de remedes. En 1762, après l'attaque de cette éruption sur les jambes, on lui conseilla les Eaux de la Boisse, qui, les cinq premiers jours, l'évacuerent beaucoup par le bas, passerent ensuite par les urines, & lui procurerent au 40e. jour un vomissement très-abondant de bile. Elle se reposa, & en but encore quinze jours, n'eut point d'érésipelle à la tête ; & les ayant bû l'année suivante, elle n'en a plus eû aucun retour, ni aux jambes, ni à la tête.

## OBSERVATION II.

*Langueur, foiblesse, épuisement à la suite d'un accouchement laborieux.*

La même Dame ayant eû en 1766 une couche très-laborieuse, dans laquelle une partie considérable de l'arrière-faix fut retenu dans la matrice; elle fit usage des bains d'Aix, qui lui procurerent l'expulsion de l'arriere-faix en plusieurs morceaux corrompus, & tomba ensuite dans un état de langueur, de foiblesse & d'épuisement, qui lui faisoient craindre les suites les plus funestes. Se rappellant alors l'heureux effet des Eaux de la Boisse, pour ses éruptions érésipellateuses, elle en fit usage avec un tel succès, qu'après en avoir été beaucoup évacuée par les selles, & rendu des urines très-chargées, elle recouvra sa premiere santé.

## OBSERVATION III.

### *Vapeurs , fincopes , infomnie.*

En 1769 la même Perſonne éprouva les plus vifs chagrins poſſibles, qui la jetterent dans des vapeurs, accompagnées de fincopes fréquentes , la priverent du ſommeil , & lui procurerent une perte blanche très-abondante : On lui fit uſer des différens remedes uſités en pareil cas, mais ſans pouvoir lui procurer que des ſoulagemens momentanés. L'idée lui vint de renoncer à tout remede , & de boire les Eaux ; ce qui lui réuſſit avec un ſi grand ſuccès , que non ſeulement elle n'eut plus de vapeurs ni d'infomnie , mais encore elle fut guérie de la perte blanche, qui avoit été très-abondante.

## OBSERVATION IV.

### *Effera , ou Porcelaine.*

En 1772 il lui ſurvint une ébullition par tout le corps , avec des vives démangeaiſons ; c'étoient des eſpéces de veſſies qui reſſembloient à des piquûres d'orties , leſquelles paroiſſoient & diſparoiſſoient pluſieurs fois dans les 24 heures : Les Eaux de la Boiſſe, dont elle fit uſage , lui firent rendre des urines d'abord rouges comme du ſang pendant quelques jours, enſuite fort jaunes durant 8 jours ; & au 20e. de la boiſſon , elle n'eut plus ni ébullition, ni démangeaiſons.

## OBSERVATION V.

### *Diſſenterie & Coliques violentes.*

En 1775 , la même Perſonne qui fait le ſujet des

Obfervations ci-devant, fut atteinte d'une diffenterie accompagnée des plus violentes coliques : on mit en ufage les tifanes, les lavemens, les opiates, les teintures anodines, les vomitifs avec l'ypécacuana, les purgations : tous ces remedes alternativement donnés, ne firent difparoître ni la diffenterie, ni les coliques. Elle imagina que peut-être les Eaux de la Boiffe la foulageroient ; elle obferva qu'au 4ᵉ. jour de leur boiffon, fes coliques étoient moins vives ; au 15ᵉ. jour la fréquence des déjections fut moindre, les coliques entierement calmées, & que les matieres qu'elle rendoit, n'étoient plus teintes de fang. Enfuite le cours de ventre ceffa ; l'apétit revenu, elle difcontinua les Eaux. Quelque tems après la maladie reparut ; ce qui l'obligea de réitérer ces Eaux, dont elle reçut bientôt le même effet. Alors elle voulut éprouver fi ce n'étoit qu'à la vertu de ces Eaux, qu'elle devoit fa guérifon ; & pour s'en affurer, elle les difcontinua une feconde fois ; mais la diffenterie ayant de nouveau reparu, non feulement elle but les Eaux pour s'en délivrer, mais les continua durant un mois après fon rétabliffement ; ce qui lui rendit une fanté affurée.

## OBSERVATION VI.

*Coliques néphrétiques, & duretés dans l'hypochondre gauche.*

M. l'Avocat Gariod eut en Juillet 1760, une colique que M. Mermoz, fon Médecin, caractérifa de néphrétique : il reffentoit une douleur aux reins du côté gauche, avec une péfanteur depuis les fauffes côtes en bas, avec une dureté de la longueur de 7 à 8 pouces. Il avoit des vomiſſemens, ſans aucun indice d'indigeſtions : il conſulta feu M. Buchard, qui fut du même avis. Il uſa des Eaux ferrugineuſes de Châteauneuf, diſtantes de quatre lieues de cette Ville ; mais quoique ſoulagé, il ne fut pas guéri. Ses douleurs revenant par intervalles, & la dureté ſubſiſtant, ces Meſſieurs lui conſeillerent de ſubſtituer les Eaux de la Boiſſe à celles de Châteauneuf ; il les but en 1762 & années ſuivantes, les recevant au moyen d'une chenée de bois, crainte d'être écraſé par les éboulemens, & d'enfoncer dans la boue que les ſables éboulés formoient alors. Les Eaux lui firent rendre des urines exceſſivement chargées, & d'une couleur rougeâtre ſombre, firent ceſſer les douleurs de reins & les vomiſſemens, diſſiperent la dureté qu'il avoit, & le délivrerent entierement de ſes coliques.

Le même aſſure qu'une de ſes filles, qui avoit des obſtructions & une eſpèce de jauniſſe, a été radicalement guérie par la boiſſon de ces Eaux.

## OBSERVATION VII.

*Convaleſcence pénible, maigreur, toux & fiévre d'accès.*

M. Garnier, Officier au Régiment de Piémont-Infanterie, eut en 1772, une fiévre maligne & pourprée, dont la convaleſcence fut longue & pénible, avec des accès de fiévre, une toux, maigreur & perte de forces. Etant venu au mois d'Août à Aix, à la ſuite de S. A. R. Monſeigneur le Duc de Chablais, il bûvoit les Eaux de Souffre, qu'on lui avoit conſeillé ; il me fit part de ce conſeil : ſur le compte qu'il

me rendit de fa maladie , & l'état où je reconnus qu'il
étoit , je préfumai que les Eaux fulfureufes ne lui
convenoient point , & lui dis de préférer celles de
la Boiffe , dont il fit ufage : elles l'évacuerent beaucoup ; il reprit de l'apétit, des forces, fut délivré de
la toux & des accès de fiévre qui avoient fuccédé à
fa maladie.

## OBSERVATION VIII.

### Douleurs d'eftomac & coliques.

Le même Officier étant venu l'hiver dernier en cette
Ville, éprouva des maux d'eftomac & des coliques;
je lui fis ufer de ces Eaux , qu'il but chez lui; elles
le tracafferent , fans produire des évacuations. Lui
ayant perfuadé d'aller les boire à la Source, malgré
la rigueur de la faifon , elles opérerent par le vomiffement & par d'abondantes déjections; & il n'eut
plus ni maux d'eftomac , ni coliques.

## OBSERVATION IX.

### Dégoût , maigreur, enflures des jambes , des cuiffes , avec oppreffion & affoibliffement.

Je copie ici mot à mot la Déclaration de M. le Marquis de Maffingy, qu'il m'a remis le 27 Avril dernier.

Je dois aux Eaux de la Boiffe , dans la plus exacte
vérité, l'entier rétabliffement d'une fanté détruite par
un dévoyement d'eftomac de plufieurs mois, que
j'avois négligé , & qui m'avoit tout-à-fait privé de
mes forces, quoique naturellement très-robufte. J'é-
tois dans un parfait dégoût de toutes efpèces d'alimens, j'avois perdu le fommeil, j'étois accablé des
plus vives douleurs , plus encore dans le lit, où je

ne pouvois changer de fituation; j'avois par intervalles des foiblefles aux bras & aux mains, que je
ne pouvois par fois porter à la bouche, fans le fécours de l'une à l'autre, comme quelqu'un qui tombe
dans une paralyfie. Je ne pouvois monter un efcalier, ni le defcendre, fans un bâton, & à plufieurs
reprifes : J'étois accablé d'une oppreffion que j'attri-
buois à une difpofition afthmatique. J'étois confidérablement enflé depuis le bas de la jambe jufqu'à la
ceinture; la preffion des doigts reftoit imprimée
dans toute cette partie, comme dans de la pâte;
enfin toute tranfpiration fupprimée, même dans l'ardeur de l'été. Toutes ces différentes incommodités
m'avoient jetté dans une entiere mélancolie & un
appauvriffement vifible de toute ma perfonne. M. le
Médecin Defmaifons m'avoit ordonné quelques remedes, qui, à la vérité, m'avoient procuré du foûlage-
ment & avoient diminué mes fouffrances, comme
encore l'enflure en partie; mais il me reftoit des al-
ternatives de bien & de mal. Laffé de cet état variable,
je me déterminai à prendre les Eaux de la Boiffe
pendant 25 jours, dans le mois de Septembre 1777,
& fur les lieux ( ayant reconnu qu'elles y ont beaucoup plus de vertus, qu'étant tranfportées ) Elles
m'ont rendu une fanté folide, quoiqu'âgé de 72 ans,
un apétit foutenu, un fommeil tranquille, une fléxi-
bilité dans toutes les articulations, la démarche affurée, marchant fans peine ni laffitude à la montée
comme à la defcente; les forces entierement réta-
blies, l'enflure & l'oppreffion diffipées, les douleurs
abfolument ceffées, en forte que la gaieté a pris la
place de la trifteffe, & la tranfpiration aifée. Je

dois encore ajouter , que pendant les dix derniers jours que j'ai pris ces Eaux , il m'étoit survenu des douleurs quand j'allois à la garderobbe ; ce qui m'inquiétoit beaucoup : Je reconnus la cause de ces douleurs , provenantes d'un dépôt qui s'étoit formé dans le séjour des premieres voies , soit de l'anus , lequel s'écoula partie en sang & autres matieres , & qui s'est consolidé par le pur effet de ces Eaux.

Toute la Ville de Chambéry , où je suis très-connu , pourra attester de l'état visible de dépérissement où je me suis trouvé avant de les prendre ; car telle est la vérité , que j'atteste dans tout le contenu du présent détail ; en foi de quoi j'ai signé & apposé le sceau de mes armes , Chambéry , 27 Avril 1778.

## OBSERVATION X.

### Enflures des extrémités inférieures & oppression.

M. Antoine Poncet de cette Ville , âgé de 79 ans , étoit depuis 8 mois atteint d'une enflure aux pieds , jambes & cuisses , avec une forte oppression , ne pouvant monter son escalier qu'en se reposant plusieurs fois , perte d'apétit ; l'enflure devint si considérable , qu'il ne pouvoit plus mettre ni bas , ni souliers , ni culottes. Dans cet état désespéré , il but les Eaux de la Boisse , qui , en douze jours , lui procurerent une si grande abondance d'urines , qu'il fut sans oppression & entierement désenflé. Il avoit remarqué que depuis 3 mois il lui étoit survenu une dureté d'ouie , qu'il n'entendoit plus ni le son des horloges , ni des cloches. En recouvrant sa santé , il a également recouvert l'ouie & les forces , continuant à jouir , depuis 10 mois , d'une bonne santé.

## OBSERVATION XI.

*Perte des forces, douleurs de reins, jauniſſe, dégoût*
*& triſteſſe.*

Le Sr. Gaillard, Entrepreneur de bâtimens de cette
Ville, âgé de 59 ans, reſſentit en 1775 une douleur
dans le pli du bras droit, qui s'étendit à l'épaule,
dont il ſouffroit beaucoup plus lorſqu'il étoit au lit ;
ce qui le privoit du ſommeil, ayant de la peine à
ſe tourner, & ſon bras lui paroiſſant comme para-
lyſé. A cet état s'étoit joint une eſpèce de jauniſſe,
des envies de vomir, dégoût, perte de forces dans
les bras, ſurtout le droit, marchant avec beaucoup
de peine : état où je l'ai vû & reconnu avant qu'il
bût les Eaux, qu'il alla prendre à la Source en Juillet
1777. Les deux premiers jours elles ne paſſerent
point, quoiqu'il en bût deux pintes chaque jour : le
3ᵉ. il reſſentit des mouvemens par tout le corps,
dans les bras, les cuiſſes & les jambes. Dans la nuit
il en fut purgé ſept fois ; effet qui ſe ſoutint durant
8 jours ; & ayant remarqué qu'il étoit purgé juſqu'au
ſang, il les diſcontinua pendant une ſemaine ; il les
reprit enſuite pendant 3 jours ; il reſſentit des douleurs de reins conſidérables, & en fut de nouveau
purgé abondamment, rendant des glaires ſi gluan-
tes, qu'on ne pouvoit qu'avec beaucoup de peine les
détacher du vaſe. Cette abondante évacuation de
glaires diſſipa les douleurs de reins, auxquelles il
avoit été ſujet, par intervalles, depuis 20 années. Il
continua à boire les Eaux, qui paſſerent par les urines, & ſe trouva parfaitement rétabli. Ayant repris
ſes forces, celle du bras droit & des jambes, un

apétit qu'il ne pouvoit raſſaſier, le ſommeil, & la gaieté qui fut portée à un tel point, qu'il occaſionna une fête publique le 12 Août, où plus de 4 mille perſonnes ſe rencontrerent à la Source ce ces Eaux, y ayant fait tirer pluſieurs boëtes à ſes fraix, pour témoigner ſon allégreſſe, d'autant plus grande, qu'il avoit été regardé comme incurable, & continue à jouir d'une très-bonne ſanté.

## OBSERVATION XII.

*Obſtruction conſidérable de la rate, jauniſſe & fiévre d'accès rebelle à tous les remedes.*

Le Sr. Antoine Geoffroy, Négociant, âgé d'environ 40 ans, eut à la fin d'Août 1776, en Languedoc où il étoit alors, une fiévre d'accès, qui tantôt étoit en tierce, tantôt en quarte; elle ne put céder aux remedes qu'on lui adminiſtra à Montpellier en grande quantité : à peine le kina ſuſpendoit le retour des accès, qu'ils reparoiſſoient enſuite avec plus de violence. Etant allé à Aiguemorte, le Médecin qui le traita, après avoir vû l'opiniâtreté de cette fiévre, lui déclara qu'il ne pouvoit le guérir, & lui conſeilla de revenir en Savoye, où il arriva le 22 Juillet. Ces accès le prenoient par un très-grand froid, accompagné d'une ſoif extraordinaire; il touſſoit beaucoup, étoit fort maigre, le teint jaune, le pouls foible, très-accéléré, & la rate occupoit toute la partie gauche du bas-ventre, s'étendant juſqu'aux os pubis; l'épigaſtre étoit dur & élevé, ainſi que l'hypochondre droit; de ſorte que tout le bas - ventre étoit ſi élevé, qu'on l'auroit cru hydropique. Les accès étoient en quarte; il commença la boiſſon des Eaux

au

au mois d'Août, qui le firent vomir les deux premiers jours, enfuite l'évacuerent par le bas 4 à 5 fois chaque jour, jufqu'au 8 Septembre, que les accès, qui avoient peu à peu diminué de leur violence & de leur durée, difparurent. Les premiers effets qu'il reffentit des Eaux, furent d'emporter la grande altération, de reprendre un peu de fommeil & d'apétit: les ayant continué après que la fiévre eut ceffé, elles pafferent par les urines; l'obftruction de la rate diminuoit peu à peu, le bas-ventre reprenoit de la foupleffe: Enfin, il fut en état, au milieu d'Octobre, de retourner en France. Il eft revenu au mois de Mai, pour réitérer les Eaux, quoiqu'il jouiffe d'une bonne fanté, les vifceres fe trouvant totalement défobftrués.

### OBSERVATION XIII.

*Fiévre intermittente rebelle au kina, toux & obftruction*
*de foye.*

M. le Marquis de la Chambre, âgé de 25 ans, Officier au Régiment des Dragons du Roi, étoit fujet, depuis trois ans, à des accès de fiévre tantôt tierce, tantôt quarte, que le kina avoit toujours fufpendu, fans pouvoir l'en délivrer; il vint ici en femeftre l'hiver dernier; la fiévre reparut en Janvier & Février: voyant que le kina ne faifoit qu'en fufpendre les retours, & qu'il avoit une toux qui faifoit craindre une affection de poitrine, que le foye étoit obftrué & douloureux, je lui confeillai de boire les Eaux de la Boiffe à la Source, malgré le froid; ce qu'ayant exécuté, il eft parti à la fin d'Avril, débarraffé de la fiévre, de la toux & de l'obftruction qu'il avoit au foye.

E

## OBSERVATION XIV.

*Evanouissemens & foiblesse à la suite d'une gangréne qui avoit procuré la chûte des doigts de la main.*

L'an mil sept cent soixante-dix-sept, & le vingt-six du mois de Novembre, & deux heures après midi, au Bourg du Châtellard en Bauges, dans la maison du Sr. Notaire Pavy, pardevant moi, Châtelain du Marquisat dudit Châtellard, soussigné, a comparu Demoiselle Anne, fille de feu Sr. Nicolas Héritier, native & habitante dudit lieu du Châtellard; laquelle désirant satisfaire à l'empressement que plusieurs personnes lui ont témoigné de savoir le détail, le commencement, le progrès & la fin d'une indisposition très-sérieuse, dont elle fut atteinte sur la fin de l'année derniere; elle m'a réquis d'en recevoir & rédiger par écrit la Déclaration qu'elle en vouloit faire; ce que j'ai fait comme ci-après.

Je, Anne Héritier, native & habitante de ce Bourg du Châtellard, déclare que sur la fin du mois de Novembre de l'année derniere mil sept cent soixante-seize, qui étoit la quarante-neuviéme de mon âge, je sentis dans toute l'étendue de la main gauche, depuis la jointure jusqu'au bout des doigts, une douleur que je crus être une espèce de rhumatisme qui se dissiperoit facilement. Sur le soir du sept Décembre suivant, après souper, m'étant apperçu que la douleur augmentoit, je crus, pour l'appaiser & la dissiper, qu'il seroit bon de l'envélopper avec de l'avoine, que je fis frire à la poële dans du vinaigre: cela ne fit que rendre la douleur plus violente; & de maniere que ne pouvant la supporter, j'envoyai prier le Sr. Chirurgien Bouchet de me venir voir ; il fit plufieurs fomentations & frictions à ma main, qui ne me procurerent que peu de foulagement. Je me mis au lit ; il s'éleva plufieurs veffies fur toute l'étendue de ma main ; le fufdit Sr. Bouchet & le Sr. Neyret, autre Chirurgien, y appliquerent divers remedes, qui n'ont pû empêcher la perte de tous les doigts de cette main, qui ont feché infenfiblement, & font tombés par intervalles. Je fus dès ce même jour d'une fi grande foibleffe de corps, que je ne pouvois aucunement me remuer dans mon lit, à la réferve du bras droit, qui eft toujours refté libre. L'on me fit ufer pendant les trois premiers jours de ma maladie, de quinquina & de quelques autres remedes, dont je difcontinuai l'ufage depuis le mois de Mars proche paffé : ni ces remedes, ni la bonne nourriture que l'on me donnoit, n'ont pû rappeller mes forces : j'avois continuellement le pouls mourant, avec très-bonne connoiffance & bon apétit. Comme je ne pouvois pas me remuer, & que j'étois continuellement couchée à la renverfe, l'on effayoit quelquefois de me faire affeoir fur mon lit, en mettant plufieurs carreaux derriere mes reins ; mais je m'évanouiffois d'abord, & l'on étoit obligé de me remettre dans ma premiere fituation ; & dès que j'avois repris mes efprits, l'on me difoit que je devenois toute violette, lorfque l'on vouloit me foulever pour m'affeoir ; & je me trouvois enfuite plus foible qu'auparavant pendant quelque tems. je fuis reftée dans cet état jufqu'environ le vingt du mois d'Août proche paffé, que l'on voulut effayer de me mettre fur une chaife auprès de mon lit ; mais je m'évanouis plus fort qu'auparavant, & l'on me remit dans mon lit. Enfin, ayant appris les bons effets que produisoit l'Eau de la Fontaine de la Boisse près de Chambéry, j'en envoyai prendre, & sans m'être aucunement préparée, je commençai à en boire deux verres le vingt-huit du même mois; & après en avoir bû pendant trois jours consécutifs, je commençai à rester assise, sans éprouver aucune sincope comme auparavant. Je continuai l'usage de cette Eau, qui au commencement me purgea très-bien, mais sans me fatiguer, & dans la suite elle me purgeoit par intervalle, de trois en trois, ou de quatre en quatre jours. J'en bus régulierement, pendant cinq semaines consétives, une bouteille par jour; je me levois aisément seule, je restois longtems assise, sans en ressentir aucune incommodité : Je commençai à me promener dans ma chambre avec un bâton, ensuite sans bâton, & enfin je sortis le neuf du mois d'Octobre pour aller à la Messe; depuis lors je me suis mieux trouvée, & je vaque actuellement à mes affaires sans gêne, à la réserve que je suis encore obligée de porter mon bras en écharpe; j'avois été obligée de le tenir étendu le long de mon corps pendant tout le tems que j'ai gardé le lit, parcequ'il étoit extrémement enflé; à-présent je commence à le courber, & il est entierement désenflé, quoique sans force. Voilà le récit succinct, mais fidéle, de l'état dans lequel je me suis trouvée depuis le mois de Novembre de l'année derniere; j'en atteste & certifie tout le contenu véritable, & je signerai.

NANON HERITIER,

Claude Bertin, Châtelain,

Je Châtelain fufdit, déclare & certifie, qu'ayant eû occafion de voir prefque tous les jours ladite Demoiselle Héritier pendant fa maladie, elle n'a rien dit que de véritable dans la Déclaration ci-deffus. En foi de quoi je me fuis de nouveau figné, audit lieu du Châtellard, les an & jour fufdits.

Claude Bertin, *Châtelain.*

Comme cette Cure avoit été niée, on a voulu en avoir une Déclaration authentique, dont l'Original eft entre mes mains. On portoit les Eaux de 3 en 3 jours à la Malade, qui eft à cinq lieues de diftance de Chambéry.

### Observation XV.

*Crachement de fang, toux invétérée, tubercules fuppurés, perte d'apétit, de fommeil, de forces, & douleurs vives, furtout au côté droit.*

Etant à Aix le 22 Août dernier, je fus confulté à 3 heures après midi, par Milady Vicomteffe Allen, qui y étoit arrivée une heure auparavant: elle n'avoit pû manger, elle étoit très-foible & oppreffée, touffoit beaucoup & crachoit, avoit un peu de fiévre, qui augmenta le foir; le lendemain matin je la vis à 9 heures, elle avoit paffé la nuit comme affife dans fon lit, fans dormir, avoit eû de la fueur, furtout fur le devant de la poitrine; le pouls étoit encore fréquent; les crachats, dont quelques-uns teints de fang, étoient purulens. Cette Dame, âgée de 27 ans, me dit que dès l'hiver de 1771, elle avoit eû une toux feche & opiniâtre, prefque continuelle; qu'enfuite, ayant craché un peu de fang, l'expectoration étoit

devenue abondante, que la fiévre s'étoit jointe à cet
état, le dégoût & l'insomnie, qu'elle avoit perdu
alors beaucoup de son embonpoint ; & j'appris de
Milord, que les Médecins de Londres avoient reconnu que les crachats étoient purulens ; les douleurs
vives s'étoient aussi manifestées dès les commencemens,
surtout au côté droit, sur lequel elle ne pouvoit se
tenir couchée, la toux alors devenant beaucoup plus
forte & plus fréquente ; que de tous les remedes
qu'on avoit mis en usage, elle n'en avoit reçu que des
soulagemens par intervalles, tous les simptômes sus-
dits s'étant plus ou moins soutenus, sauf que la fiévre
l'avoit quitté, & qu'elle avoit repris un peu d'embonpoint. Que pour trouver la guérison à tant de maux,
elle venoit de voyager en Italie, en Provence & à
Lyon, où elle avoit séjourné plusieurs mois, & qu'on
venoit de lui ouvrir deux cauteres sous le sein droit ;
qu'ayant résolu d'aller passer l'automne & l'hiver à
Nice, elle avoit pris sa route par la Savoye, & étoit
venue à Aix, pour y voir M. le Commandeur de
Lemps, qu'elle avoit connu à Lyon, lequel lui avoit
conseillé de consulter, pour savoir si la boisson des
Eaux sulfureuses d'Aix pourroit lui être salutaire. Je
lui dis de préférer les Eaux de la Boisse à celles de
Souffre, vû surtout la fiévre, le dégoût & l'insomnie.
Je jugeai par les calmes qu'elle avoit éprouvé dans
le cours de sa maladie, que son affection de poitrine dépendoit de quelques tubercules qui étoient
tombés en fonte en différens intervalles. Je l'invitai à
ne se nourrir qu'avec le bouillon de poule, dont
elle pourroit manger la viande lorsque l'apétit repa-
roîtroit, sans manger ni pain, ni aucun autre ali-

ment, pendant fix femaines. L'état d'épuifement où elle fe trouvoit, la fiévre, la toux prefque continuelle, l'infomnie, l'oppreffion, annonçoient une fin prochaïne; mais ayant encore un embonpoint paffable, j'augurai qu'elle pouvoit retirer un avantage réel des Eaux de la Boiffe, qui étoient propres à réfoudre les tubercules du poûmon, à appaifer la fiévre, à diminuer le dégoût, & furtout à lui rendre le fommeil. Elle vint à Chambéry dès qu'elle y put avoir un appartement, commença les Eaux les premiers jours de Septembre, allant à la Source, d'où on les lui donnoit dans fon caroffe. Les trois premiers jours elles lui firent vomir une matiere blanchâtre fort épaiffe & acide, enfuite elles pafferent par les urines : au 10ᶜ. jour elles lui procurent deux garderobbes; effet qui continua jufqu'au 40ᵉ. jour. Infenfiblement la toux fe calma, le fommeil reparut, l'apétit & les forces fe rétablirent; au 12ᵉ. jour les deux cauteres furent fechés, quoique régulierement panfés deux fois par jour. Les douleurs de côté, au 20ᵉ. jour, furent fi affoiblies, qu'elle put fe coucher du côté droit, & les crachats devinrent naturels & peu abondans avant le 40ᵉ. jour; de forte dans le mois de Novembre Milady étoit méconnoiffable par l'heureux changement qu'avoit produit la boiffon de ces Eaux : ce qui la décida à paffer l'hiver à Chambéry, n'ayant jamais retiré de tous les remedes pris depuis 1771, un foulagement auffi réel, que celui qu'elle éprouvoit. L'hiver auroit été également propice, fi elle n'eût abufé de fa fanté, & ne fe fût expofée, foit par les écarts dans le régime, foit pour aller aux bals du Carnaval : dans un des derniers jours, elle fut faifie du froid & d'une fiévre continue, qui cependant fut terminée au 9ᵉ. jour, au moyen d'une diéte févere & des boiffons béchiques. Les douleurs de côté, qui s'étoient renouvellées, ceffèrent avec la fiévre. Le printems elle a fait beaucoup d'exercice à cheval; & au milieu de Juin, pour être fortie par un tems humide & de bife, elle fut oppreffée, eut la fiévre durant trois jours avec des douleurs. Comme elle étoit au moment du flux périodique, il fut fupprimé, mais reparut par l'application des fangfues, & l'oppreffion ceffa; de forte que fa fanté fi bien rétablie par l'ufage des Eaux de la Boiffe, dont elle but encore dix jours pendant l'hiver, & quinze autres jours dès la fin de Mai, ne dépend que des ménagemens qui font en fon pouvoir. Heureufe fi, en lifant cette Obfervation, elle peut prendre fur elle d'éviter tout ce qui peut l'altérer; d'autant plus que l'état où elle étoit à fon arrivée en Savoye, ne permettoit pas d'efpérer auffi promptement tout le bénéfice qu'elle a retiré de la boiffon de nos Eaux ferrugineufes.

## OBSERVATION XVI.

### Tumeur glanduleufe.

M. Gibelli, âgé de 45 ans, Directeur Général des Gabelles en Savoye, avoit depuis fix années, une tumeur glanduleufe fur les dernieres vraies côtes, du côté gauche, pour laquelle on lui avoit fait différentes applications fans effet; on l'avoit même prévenu que cette tumeur oblongue, & de la groffeur d'un petit œuf, pourroit avoir des fuites fâcheufes, fi elle augmentoit de volume. Il fe détermina de

faire

faire ufage des Eaux de la Boiſſe, au moyen deſquelleſ la glande a été peu à peu diminuée, & s'eſt terminée par réſolution. Ayant eû occaſion de le voir ſouvent chez M. l'Intendant Général, j'ai reconnu la groſſeur de cette glande, ainſi que les progrès des Eaux, l'ayant touché différentes fois.

## OBSERVATION XVII.

### *Tranſpiration ſupprimée.*

M. de Roccaforte, Officier au Régiment d'Aôſte Cavalerie, âgé de 24 ans, étoit habitué à tranſpirer facilement ; depuis quelque tems il s'étoit apperçu que la tranſpiration ne ſe faiſoit plus, & qu'il étoit devenu plus appéſanti, triſte, & éprouvoit une péſanteur à l'eſtomac ; par l'uſage des Eaux qu'ı but au mois d'Août, la tranſpiration qu'il avoit habituellement, reprit ſon cours, l'eſtomac fit ſes fonctions, & il recouvra ſa gaieté ordinaire.

## OBSERVATION XVIII.

### *Coliques du bas ventre.*

M. de St. Bias, Major du même Régiment, avoit des embarras dans les viſceres du bas-ventre & des coliques ; les Eaux calmerent les coliques & emporterent les obſtructions des viſceres, en lui procurant d'abondantes évacuations.

## OBSERVATION XIX.

### *Obſtructions, dégoût, enflures des jambes.*

M. le Chevalier de Loche, Lieutenant-Colonel du Régiment de Tarentaiſe, eut dans l'hiver de 1776 à 1777, des enflures aux jambes; dans le printems il perdit l'apétit & le sommeil, avoit des obstructions. Au mois de Juin il but les Eaux, qui, au 8.e. jour, produisirent une évacuation considérable par les selles, puisqu'il alla plus de 40 fois dans les 24 heures; il rendit beaucoup d'humeurs bilieuses & quelques vers. 3 jours après il eut une seconde évacuation, mais moins considérable; l'apétit, le sommeil se rétablirent. Il les continua 25 jours; & après 12 jours d'intervalle, il en usa encore pendant deux semaines, elles passerent par les urines, sauf les deux jours qu'il en fut si fort purgé.

## OBSERVATION XX.

### *Douleurs de reins occasionnées par un gravier.*

Le Rd. Pere Faure, Religieux Dominicain, souffroit des douleurs de reins; il but les Eaux; & dans la nuit du 23 au 24 Octobre, il eut tout à coup une rétention d'urine : à force d'efforts pour les rendre, il entendit tomber dans le pot de chambre un corps dur; il reconnut au jour que c'étoit un gravier : il le fit péser, il étoit du poids de 12 grains & demi. Ce gravier, qu'il nous fit voir à M. le Médecin Mermoz & à moi, avoit deux de ses surfaces déja amincies, la superficie en étant comme enlevée des deux côtés.

Ce seroit trop long de nommer tous ceux qui ont rendu des graviers par la boisson de ces Eaux, tant des habitans qu'étrangers; plus de cent personnes en ont éprouvé les effets. Il suffit donc de faire mention du plus gros, qui est celui dont le Rd. Pere Faure a été délivré.

## OBSERVATION XXI.

*Ischurie , soit difficulté d'urines , avec de vives douleurs
depuis seize ans.*

M. de Mettral de Châtillon, Chevalier de l'Ordre
Militaire des SS. Maurice & Lazare, Lieutenant-Gé-
néral des Armées du Roi, Gouverneur de la Province
d'Ivrée, âgé de 75 ans, souffroit depuis 16 ans les
douleurs les plus vives en urinant; il rendoit des
glaires si abondamment, que quelquefois elles égaloient
le volume des urines, éprouvant dans la nuit comme
dans le jour les mêmes douleurs, soit avant de rendre les urines, soit en les rendant. Depuis cette
incommodité, il a mis en usage toutes les tisanes &
autres remedes que différens Médecins & Chirurgiens
lui avoient conseillé, ayant pris des avis dans la
Savoye, le Piémont & en France, avec aussi peu de
réussite les uns que les autres. Comme M. de Châtillon, son frere, avoit succombé à la même maladie,
après avoir souffert les plus violentes douleurs, malgré tous les secours qu'il s'étoit procuré par les nombreuses consultations des pays étrangers, il s'attendoit
au même sort ; & les souffrances allant en augmen-
tant, il quitta son Gouvernement pour se retirer à
Chambéry dans sa famille. Il continua à souffrir ; &
quoiqu'il ne cessât d'user de toute espèce de remedes
qui lui étoient proposés pour le soulager, il n'a
jamais pû trouver aucune diminution dans ses douleurs, jusqu'à ce qu'il ait bû les Eaux de la Boisse, qu'il
continue depuis une année. Leur effet a d'abord été
d'alléger les douleurs & de les rendre supportables ;
& après deux mois elles cesserent totalement, rendant

de jour à autre une moindre quantité de glaires, & très-peu, ou presqu'aucune à-présent. Il a observé plusieurs fois, qu'ayant discontinué les Eaux en différens intervalles, ses douleurs, quoique moins vives, se faisoient ressentir ; & toujours en reprenant les Eaux, les douleurs cesserent. Il n'avoit jamais passé de nuit, dès sa maladies, sans souffrir beaucoup : actuellement il les passe non seulement sans souffrir, mais jouit d'un sommeil parfait. Etant allé aux Eaux d'Aix prendre la douche pour des douleurs rhumatismales, il s'apperçut le second jour, que celles des urines se renouvelloient ; mais elles furent aussitôt calmées par les Eaux de la Boisse, dès qu'il s'en fut procuré. Chambéry, 23 Juin. *Signé*, le Chevalier DE METRAL.

## OBSERVATION XXII.

*Rétention d'urine, colique & douleurs.*

M. Sancet, le pere, ancien Avocat de la Ville, âgé de 81 ans, eut le 8 Décembre 1777, une rétention d'urines, qui fut précédée d'une colique, & accompagnée des plus affreuses douleurs. On fut obligé d'evacuer les urines par la sonde ; & dès ce jour jusqu'au 5 Février, chaque jour il falloit tirer les urines deux ou trois fois par jour, n'ayant jamais pû, dans tout cet intervalle, en rendre que par la sonde. Il but les Eaux de la Boisse le 15 Janvier, qui lui procurerent au 20e. jour la facilité de rendre les urines : Ayant cessé, pendant quelques jours du mois d'Avril, de les boire, on fut de nouveau obligé de le sonder, pour les extraire, deux jours de suite : ce qui l'a engagé à ne plus les discontinuer ; & il jouit actuellement d'une bonne santé, sans ressentir aucune douleur, ni difficulté à rendre ses urines. Il est bon d'observer que le Malade avoit été regardé hors de toute ressource, & qu'on ne prévoyoit pas qu'il pût jamais rendre aucune urine sans le secours de la sonde. Chambéry, 23 Juin, *signé*, SANSET, fils, Avocat de Ville, pour mon pere.

## OBSERVATION XXIII.

*Flux hémorrhoïdal invétéré, toux habituelle, rhumes fréquens, engelures fortes & incommodes.*

Madame de Châtillon, née de Thône, âgée de 54 ans, avoit dès 18 à 20 ans, un flux hémorrhoïdal presque continuel, puisqu'il étoit rare lorsqu'il se supprimoit pendant trois ou quatre jours. Elle avoit dès-lors des douleurs plus ou moins vives, de tems à autre, dans les cuisses; étoit sujette dès sa jeunesse à une toux habituelle tous les matins, qui avoit fait craindre qu'elle ne tombât dans la phtisie, & avoit des fréquens rhumes, surtout dans les hivers, & le coloris du teint d'un jaune pâle; elle étoit encore sujette à des engelures tous les hivers, qui étoient fortes & l'incommodoient beaucoup. Soit pour calmer la toux, soit pour diminuer le flux hémorrhoïdal, elle avoit usé de toutes les boissons & tisanes appropriées, & avoit usé souvent du petit-lait, quelquefois même des années entieres, & sans éprouver aucun changement dans sa situation, ni dans le flux hémorrhoïdal, qui étoit par fois très-abondant. Madame commença le 15 Août année derniere les Eaux de la Boisse, qu'elle continua jusqu'au 4 Mars dernier : elle en bûvoit une bouteille, & dans les grands froids, la moitié, les faifant dégourdir auprès du feu. Les ayant toujours bû tranfportées, les effets ont été de diminuer infenfiblement le flux hémorrhoïdal, qui a ceffé totalement au bout de fix mois, ainfi que les douleurs des cuiffes : Elle a été délivrée de la toux qu'elle avoit habituellement chaque matin, avec expectoration d'une humeur épaiffe & gluante, a paffé l'hiver & le printems fans être enrhumée : les fortes engelures qu'elle avoit aux pieds & aux mains chaque hiver, ont été moindres & fupportables ; fon apétit eft devenu meilleur, & fon teint, de jaunâtre eft devenu blanc. Madame ayant bû de nouveau, après Pâques, les mêmes Eaux durant un mois, voulut les interrompre jufqu'à Juillet, crainte de s'y trop habituer ; mais un léger retour de flux hémorrhoïdal, qui commençoit à marquer, l'engagea à y revenir ; ce qui le fit d'abord difparoître. Cette Dame, remplie du plus grand zèle & de la charité la plus exemplaire envers les pauvres, m'a affuré avoir vû plufieurs payfans dans les environs de fa campagne, guéris de diffenterie par l'ufage de ces Eaux : Sa vertu, fa candeur rendent fon témoignage du plus grand poids, qui fait une preuve certaine de l'efficacité de ces Eaux contre les diffenteries.

## OBSERVATION XXIV.

*Diffenterie, coliques violentes & fiévre habituelle.*

La femme de Jofeph Obus, menuifier de cette Ville, âgée de 28 ans, eut en Août 1775 une diffenterie avec des coliques violentes ; elle étoit enceinte, prit beaucoup de remedes, fans autre effet que d'avoir quelques intervalles où le fang ceffoit d'être mêlé aux déjections fréquentes. Après fon accouchement elle fut prête à expirer par la violence des coliques qu'elle éprouva. Etant relevée, ou plûtôt affez éloignée du terme de fes couches, pour effayer de nouveaux moyens à calmer la diffenterie & les coliques; tout ce qu'elle prenoit, étoit auffi infructueux après fon accouchement, que dans le tems de fa groffeffe, fauf les lavemens émolliens, qui la foulageoient dans fes coliques. La fiévre, le dégoût, l'infomnie, la bouffifure du vifage, l'enflure des jambes, une feconde groffeffe, tout annonçoit qu'elle alloit périr. L'année derniere elle but les Eaux de la Boiffe au mois de Juillet, qui étoit le 6e. de fa groffeffe; elle fe trainoit à la fource avec la plus grande peine : les Eaux lui procurerent des évacuations de bile, de glaires, & comme de pourriture. La peine qu'elle avoit de fe rendre à la Source, la fatigue qui l'obligeoit, en revenant, de garder le lit, m'engagerent à lui confeiller de les boire tranfportées chez elle : huit jours après qu'elle les eut bû dans fon lit, le fang ceffa de paroître, les coliques s'appaiferent, l'apétit revint, ainfi que le fommeil; & les ayant continué 55 jours, elle fut parfaitement délivrée de la diffenterie & des coliques, fon accouchement fut heureux, l'enflure diffipée, le teint pâle & jaune & la bouffifure difparurent; elle reprit des chairs, des forces & une fanté audeffus de toute efpérance. Elle but encore ces Eaux dans la fin de l'automne, & avoit obfervé dans le tems qu'elle les prenoit dans fa groffeffe, qu'elles lui procuroient prefque toujours le fommeil, en les bûvant lorfqu'elle fe réveilloit durant la nuit.

Les Dames, & furtout les Demoifelles, font préve-
nues de ne point lire les trois Obfervations fuivantes,
crainte de bleffer leur modeftie; elles pafferont à la 28ᵉ.

## OBSERVATION XXV.

*Fièvre lente, oppreffion, écoulement, douleurs, fueur*
*nocturne.*

Le Sr. Duboffon, Adjudant de la Ville de Chambéry, âgé de 43 ans, eut une gonorrhée virulente
en 1761, une feconde en 1769, & une troifiéme en
1770. Il fut atteint en 1774 à Feneftrelles d'une pleu-
réfie, à laquelle fuccéda un cours de ventre diffen-
terique, qui le réduifit à une grande maigreur. Le
30 Mars 1775 il vint à Chambéry, il reffentoit des
douleurs vagues par tout le corps, urinoit avec des
cuiffons, avoit un écoulement de matiere jaunâtre
& une douleur au périnée. Au mois d'Août 1777,
il lui furvint une oppreffion, qui l'obligeoit de s'ar-
rêter plufieurs fois en montant au Château. Il me
parla de fon état; je reconnus qu'il avoit une fiévre
lente : j'avois occafion de le voir prefque tous les
jours qu'il étoit d'ordonnance au Gouvernement; il
avoit tous les avant-coureurs d'une confomption, par
la toux, la maigreur, la fiévre habituelle, fueur
nocturne, dégoût univerfel, ne pouvant fe coucher
fur le côté droit, parcequ'il reffentoit une douleur dans
la partie latérale de la poitrine; & de très-robufte qu'il
avoit été, il étoit devenu fi foible, qu'il ne put
aller boire les Eaux à la Source, qu'il commença le
12 Août en Ville. Les deux premiers jours elles ne
produifirent aucun effet & ne pafferent point. Le 4ᵉ.
jour il s'apperçut que la fueur qu'il avoit dans la
nuit,

nuit, n'avoit plus l'odeur aigre comme auparavant ; &
le lendemain il en fut purgé 10 fois, rendant des
matieres d'un infection infurmontable. Les 13 jours
fuivans, il continua d'aller du ventre 5 à 6 fois par
jour, & dès-lors elles pafferent par les urines. Son
oppreffion ayant diminué dès qu'il fut évacué, il
put aller à la Source. Au 20ᵉ. jour l'appétit lui revint ; & les ayant continué près de deux mois &
demi, il reprit des chairs, des forces, n'eut plus de
douleur, put fe coucher fur le côté droit ; l'écoulement, qui fubfiftoit depuis tant d'années, de jaunâtre devint blanc, enfuite comme lymphatique, urina
fans cuiffon, l'écoulement ceffa entierement, & fa
fanté fut parfaitement rétablie.

## OBSERVATION XXVI.
### *Ecoulement jaunâtre & douleurs au pubis.*

M. C.... de Lyon avoit eû il y a un an, une gonorrhée qui fut traitée très-méthodiquement, mais qui
fut fuivie, fix mois après, de douleurs au pubis &
dans l'hypogaftre, un écoulement de tems à autre,
de couleur jaunâtre. Il vint de Lyon au milieu de
Mai ; il me fit part de fon état, & me dit qu'il venoit boire les Eaux de la Boiffe fur le bon effet
qu'elles avoient produit pour une Dame qui demeuroit
dans le même corps de logis que lui à Lyon ; laquelle, après avoir paffé par les grands remedes,
n'avoit point été rétablie, jufqu'à ce qu'elle eût fait
ufage de ces Eaux. Je le vis fouvent à Chambéry
ou à la Source ; il me dit que les premiers jours de
la boiffon, il avoit eû un gonflement à tout le gland
& au prépuce, que cet état avoit duré 4 à 5 jours,

qu'enfuite le calme avoit fuccédé, qu'au 15ᵉ. jour les douleurs du pubis avoient été diffipées, & qu'au 20ᵉ. l'écoulement, après avoir changé de couleur, & être devenu blanc, avoit ceffé ; & il s'eft retiré très-content de fon voyage.

## OBSERVATION XXVII.

*Foibleffe, oppreffion, infomnie après un grand ufage du fublimé corrofif.*

Le Sr. Brun dit Milliet, Orfévre de cette Ville, âgé de 55 ans, avoit eû en 1773, un chancre fur le gland, qui fut traité par un fimple fuppuratif, & difparut dans un mois. Une année après il lui furvint deux bubons à l'aine gauche, qui, par l'application de l'emplâtre diachylum avec les gommes, s'ouvrirent & fuppurèrent pendant 2 mois ; l'année fuivante 1775, le virus fe porta fur les yeux, & peu à peu fa vue s'affoiblit & s'obfcurcit fi fort, qu'il n'appercevoit plus que la lueur du feu. En 1776 deux autres bubons fe déclarerent & fuppurerent ; alors on lui donna le fublimé corrofif, felon la méthode de Wanfvyten, dont, en différens tems, la dofe fut portée jufqu'à 52 grains : il recouvra la vue, les bubons furent guéris ; mais malgré l'efficacité de ce remede, il confervoit une grande foibleffe, & une oppreffion fi forte, qu'il s'arrêtoit à chaque degré de fon efcalier. En Avril 1777, un cinquiéme bubon fe manifefta, avec des douleurs dans les bras & les cuiffes, & une qui, par intervalle, lui caufoit du côté gauche un point fi vif, qu'il ne pouvoit s'y tenir couché : il avoit perdu le fommeil, & avoit des étourdiffemens qui le faifoient chanceler comme s'il alloit tomber. Le dégout étoit fi grand, qu'il rejettoit la plûpart des alimens, dès qu'il les avoit à la bouche, laquelle étoit garnie de petites veffies, ainfi que le gofier; fes mains étoient fi affoiblies, qu'il n'auroit pu caffer une petite baguette; à peine pouvoit-il marcher : état dont j'étois témoin prefque chaque jour, étant mon voifin. Le dernier bubon fut un mois avant de s'ouvrir, & il étoit encore en fuppuration, & s'appercevoit d'un fixiéme, qui s'élevoit audeffous, lorfqu'il commença les Eaux. Il fe fit conduire à la Source à cheval, il s'appercevoit qu'elles travailloient par tout fon corps; il les rendoit le jour partie par les urines, & durant la nuit elles lui procuroient 2 ou 3 felles; effet qui fe foutint pendant 40 jours. Il avoit obfervé que les premiers jours de la boiffon, elles firent fortir beaucoup de boutons, qui s'unirent & formerent une croute au dos qui fuppura; elles lui procurerent auffi un crachement abondant d'une falive acre & faline, les veffies de la bouche difparurent, le bubon qui étoit en fuppuration, fe cicatrifa; celui qui fe manifeftoit, fut réfout, au 15e. jour l'apétit revint avec le fommeil, les douleurs enfuite cefferent, ainfi que les étourdiffemens; il a recouvert la force des mains & une fanté fi parfaite, qu'il s'eft remarié il y a peu de mois. Il a confenti, ainfi que le Sr. Duboffon, à être nommés; bien d'autres cas femblables ont été obfervés. Mais ces Eaux ne produiroient pas la guérifon d'une vérole confirmée, fi elle n'avoit pas été auparavant traitée par l'ufage du mercure, ainfi que je l'obfervai fur les foldats Efpagnols, qui s'étoient trouvés dans des cas approchans de celui-ci. On fe contente de ces trois Obfervations; mais quant aux fimples gonorrhées virulentes, ces Eaux feules les guériffent, fans le fécours du mercure. Je ne m'étendrai pas davantage fur ces fortes de maladies, qui feroient même déplacées ici, s'il n'étoit néceffaire de faire connoître l'action & les effets de ces Eaux.

## Observation XXVIII.

### *Dégoût de toute forte d'aliment.*

Madame l'Avocate Bavouz eut le 23 Juin 1777, une colique avec un dévoiement, pour lequel elle fut pur-gée deux fois : il lui refta un dégoût de toute forte d'alimens, même du pain, qu'elle ne pouvoit manger, fans éprouver une péfanteur d'eftomac. Elle but les Eaux, qui, les neuf premiers jours, lui occafionnerent une efpèce de falivation ; elle en doubla la dofe, & elles la purgerent durant cinq jours, d'une telle abondance, qu'elle ne ceffoit d'aller jour & nuit, rendant des ma-tieres bilieufes d'un jaune foncé ; les jours fuivans elles pafferent par les urines, & au 6ᵉ. elle fut de nouveau beaucoup purgée, l'apétit & le goût pour les alimens revinrent ; elle continua la boiffon jufqu'au 40ᵉ. jour. Ces évacuations prodigieufes l'avoient fi fort affoibli & amaigri, qu'on la croyoit menacée d'un marafme ; mais quelques mois après elle recouvra fon embonpoint & une très-bonne fanté.

## Observation XXIX.

### *Coliques d'entrailles.*

Madame la Marquife de Creufeilles, jeune Dame de cette Ville, fouffroit depuis cinq mois des coliques d'entrailles habituelles : ayant bu les Eaux, elles pafferent par les urines ; au 14ᵉ. jour elle y ajouta une once de fel de feignette, qui ne produifit qu'une garderobbe, elles continuerent à paſſer par les urines juſqu'au 21e. jour, qu'elles produiſirent, trois jours conſécutifs, une évacuation étonnante, ſoit le jour, ſoit la nuit; de ſorte que Madame craignoit de prendre la diſſenterie. Cependant les ayant continué juſqu'au 30e. jour, elles ne paſſerent plus que par les urines, & Madame fut entierement délivrée de ſes coliques.

### OBSERVATION XXX.

*Colique & péſanteur d'eſtomac après le dîner, & foibleſſe & anéantiſſemeut le matin.*

Madame la Baronne de Balland ſouffroit une péſanteur & douleur vives à l'eſtomac dès qu'elle avoit mangé, & paſſoit les matinées dans une langueur & anéantiſſement; elle but les Eaux en même tems, elles lui procurerent un vomiſſement de matiere amere pendant les neuf premiers jours; au 10e. elle ajouta du ſel de feignette à ces Eaux, qui alors lui exciterent un vomiſſement copieux de bile, enſuite, juſqu'au 30e. jour, elles paſſerent par les urines, & Madame n'eut plus ni douleurs, ni péſanteur d'eſtomac après le repas, & l'anéantiſſement des matinées ceſſa entierement.

### OBSERVATION XXXI.

*Toux & crachement de ſang.*

Madame la Marquiſe de Saſſenage de Grenoble, vint le 9 Mai prendre les Eaux: cette illuſtre Dame avoit avec elle Madame la Marquiſe de Berenger, ſa fille, qui étoit ſujette à une toux & crachement de ſang, & à beaucoup de fréquence dans les retours du flux périodique. Les Eaux lui firent rendre, les foirs après le fouper, beaucoup de bile pure par le vomiffement, enfuite lui procurerent beaucoup de fang par les garde-robbes, le flux périodique ne fit que paroître, & Madame ne cracha point de fang, l'éclat de la peau reparut, & fe retira très-fatisfaite des Eaux, qu'elle ne prit que durant trois femaines : elle en fit emporter, pour les continuer à Grenoble.

## OBSERVATION XXXII.

### Dévoiement invétéré & foibleffe.

Madame Allemand de Grenoble, qu'avoit amené Madame la Marquife de Saffenage, pour un dévoiement invétéré & fréquent, & qui la rendoit très-foible : la boiffon des Eaux a fortifié fon eftomac, les digeftions ont été meilleures, & le dévoiement furmonté.

## OBSERVATION XXXIII.

### Douleurs de reins.

Le Sr. Maffon, maître d'hôtel de Madame la Marquife, qu'il fuivit aux Eaux, rendit beaucoup de graviers par les urines, & fut foulagé des douleurs qu'il avoit aux reins.

## OBSERVATION XXXIV.

### Vertiges & étourdiffemens.

M. Garnier de Lyon avoit des vertiges & des étourdiffemens prefque continuels, comme s'il alloit tomber, & fouffroit des migraines très-violentes. Il vint aux Eaux le premier Avril; le 2e. jour de la boiffon elles le firent vomir, & le 3ᵉ. jour il rendit fix graviers, & enfuite elles le purgerent 5 à 6 fois par jour, & il n'éprouva ni vertiges ni étourdiffemens pendant tout le tems de la boiffon. Je le vis le mois fuivant à Lyon ; il me dit qu'il avoit retiré un fi bon effet de ces Eaux, qu'il y reviendroit. Effectivement, le teint jaunâtre qu'il portoit à fon arrivée, étoit beaucoup changé à fon avantage.

## OBSERVATION XXXV.

### *Maux de tête affreux, perte de l'odorat.*

M. Renard, Directeur de l'Argue à Lyon, étoit venu de compagnie avec M. Garnier ; il fouffroit des maux de tête que rien n'avoit pu foulager, ils étoient de la plus grande violence ; il ne pouvoit fe moucher & avoit perdu l'odorat : En buvant les Eaux, il en retiroit par le nez, tant qu'il pouvoit, pour le déboucher ; peu de jours après, il lui fortit une croute du nez, une matiere purulente & un ver ; & dès cet inftant, fon mal de tête fut diffipé. Il continua de boire les Eaux jufqu'au 24 Avril, qu'il repartit avec M. Garnier.

## OBSERVATION XXXVI.

### *Perclufion des extrémités inférieures, à la fuite d'une forte contufion.*

Les deux perfonnes ci-devant conduifirent derriere leur voiture un particulier des environs du Pont-de-Beauvoifin, qui ne pouvoit fe traîner qu'au moyen de deux potences ; il étoit perclus des extrémités inférieures, par une chûte & violente contufion. Les Eaux lui procurerent une évacuation fi abondante, qu'au 15ᵉ. jour il put quitter une de fes potences, foit bequilles ;

& à la fin du mois il se retira, & laissa ses deux bequilles arborées & attachées audessus de la Source.

Ce n'est pas le seul cas où ces Eaux ont produit, après des chûtes & contusions intérieures, de très-heureux effets, comme on pourra le voir dans les Observations suivantes.

## OBSERVATION XXXVII.

### Sincopes à la suite d'une chûte.

Pierrette-George Borbonnois de Bérieux, habitant à Chalamont en Dombes, âgée de 40 ans, eut une chûte il y a 15 ans, qui, durant un mois, lui causoit des sincopes, comme si elle alloit expirer, & dès-lors elle en a eû des retours 3 à 4 fois par année; elle étoit dégoutée, dormoit peu, ne pouvoit se tourner dans le lit, ni digérer aucune viande; elle but les Eaux le mois de Mai dernier, qui l'ont évacué par le vomissement & par les selles, & lui ont rendu l'apétit, le sommeil, elle peut se tourner dans son lit, ont rendu ses règles plus abondantes. Elle s'apperçut que ces Eaux la travailloient beaucoup, soit dans les reins, les bras & les jambes, jusqu'aux orteils: elle en buvoit jusqu'à cinq pintes par jour.

## OBSERVATION XXXVIII.

### Coliques d'estomac, défaillances & étouffemens après une chûte.

Madame Guillin, habitant à Chalamont en Dombes, âgée de 43 ans, depuis une chûte qu'elle fit il y a 16 ans, un mois & demi après être accouchée, éprouvoit des coliques d'estomac qui revenoient plusieurs fois dans l'année, avec une telle violence, qu'elle en pre-

noit

noit des défaillances & des étouffemens: elle est arrivée ici le 12 Mai, le lendemain elle but les Eaux, qui lui firent rejetter des glaires ameres durant 2 jours, & cracher le sang durant 3, & l'évacuerent 3 selles chaque jour; au 14ᵉ jour elle eut une sueur qui dura 24 heures; ensuite elle fut beaucoup évacuée par le bas; elle en a retiré l'avantage de se tourner aisément dans son lit, d'avoir meilleur apétit, se sent plus légere, plus gaie, & n'a eu aucune impression de coliques depuis la sueur; & est partie à la fin de Mai.

## OBSERVATION XXXIX.

### Vomissement dès les premiers jours de grossesse.

Madame Pithon, née Chevalier, eut des vomissemens chaque jour, soit le matin, soit après les repas, dès les premiers jours de sa grossesse; fatiguée de cet état violent, qui duroit depuis deux mois, elle me consulta, je lui conseillai de faire usage des Eaux; elle en but 9 jours dans un jardin, les vomissemens se calmerent; mais il lui revint au 9ᵉ jour des envies de vomir, je lui conseillai d'aller à la source; & au 20ᵉ jour de boisson elle fut délivrée parfaitement de ses vomissemens, & eut l'accouchement le plus heureux.

## OBSERVATION XL.

### Gonflement d'estomac & tension du bas ventre.

M. Gaudin, Directeur du Jeu de Paume, avoit un gonflement d'estomac, & tous les soirs une tension incommode dans tous le bas ventre, il but les Eaux, qui augmenterent d'abord le gonflement, lui occasionnant une pésanteur à l'estomac; il y ajouta du sel, qui

H

diffipa cette péfanteur ; & 5 jours après elles lui procurerent 5 à 6 felles par jour durant une femaine ; après cela elles pafferent par les urines. Il les but un mois & demi, à 2 pintes par jour, & enfuite à une pinte pendant 15 jours. Leur effet a été de le délivrer du gonflement d'eſtomac, de la tenſion du bas ventre, & de diminuer confidérablement fon embonpoint ; il rendoit des urines auffi mouffeufes qu'une favonade.

## OBSERVATION XLI.

### Dartres fous les feins.

Mdelle. N. N. avoit eu une frayeur qui fupprima les évacuations périodiques, il lui furvint des petits boutons fous les deux feins, lefquels difparurent durant l'été après avoir mis en ufage plufieurs remedes, mais à l'approche du froid, ils reparurent & fucceſſivement durant quatre ans, cet humeur dartreufe difparoiffoit dans les grandes chaleurs, on lui confeilla un cautere, elle ne voulu pas s'y foumettre, elle ceffa de prendre aucun remede, & la dartre fubfifta l'été comme l'hiver, ce qui lui ôtoit le fommeil furtout à l'approche des regles, depuis dix ans elle fouffroit & n'efperoit plus de güérir, lorfqu'en 1776 les Eaux de la Boiffe prirent la vogue ; elle les bu trois mois pendant l'hiver fouffrit moins, dormoit mieux, elle les bu de nouveau au printemps fuivant, elle eut fes regles plus abondantes, & la dartre ayant difparu l'été dernier, elle jouit de la meilleure fanté.

## OBSERVATION XLII.

### Dartre & Supuration.

Mdelle. N. N. eut une dartre qui furvint à la jam-

be après la petite vérole, elle fupuroit beaucoup, l'infomnie & le dégoût qui furvinrent lui faifoient fou-
haiter la mort vû l'inutilité des remedes dont elle avoit
fait ufage; je lui confeillai les Eaux au mois du Juin
1777, elles la firent vomir les trois premiers jours
enfuite l'évacuerent abondamment, la dartre cefla de
fluer, peu-à-peu les croutes tomberent, le fommeil eft
revenu ainfi que l'appétit & la fanté.

## OBSERVATION XLIII.

### Dartre & dureté du fein gauche.

Madame... avoit depuis huit ans une dartre au fein
gauche; la partie qu'occupoit la dartre étoit dure, les
Eaux de la Boiffe dont elle fit ufage durant quatre mois
l'année derniere & durant deux celle-ci, l'ont délivrée
de la dureté & de la dartre ayant toujours paffés par les
urines. On fent qu'il feroit fuplerflu de s'étendre d'a-
vantage fur les eruptions dartreufes, les malades ne
voulant point être nommés, pour éviter même toute
indice, on a gardé le filence fur leur âge & leur qualité.

## OBSERVATION XLIV.

### Leucophlematie, foit anazarque.

Madame Bernard, marchande toiliere de Lyon, atteinte d'une anazarque, vint aux Eaux, dont l'effet lui
fut fi falutaire, que l'ayant été voir le 12 Mai étant à
Lyon, elle me dit jouir d'une bonne fanté, & qu'au
lieu de l'enflure énorme que les Eaux avoient diffipée,
elle en avoit une autre que fon mari lui avoit procuré,
étant au 6e. mois de groffeffe.

## OBSERVATION XLV.

*Vomissement de sang, & constipation extraordinaire
du bas ventre.*

Le Sr. Etienne Dijon de Trévoux, âgé de 63 ans,
eut à Berne, au mois de Septembre 1758, un vomissement extraordinaire de sang, il eut le bonheur d'être
vû par le célebre M. Tronchin, qui se trouvoit alors
dans cette ville, & qui, par le moyen de parties égales
de lait & d'eau glacée, arrêta le vomissement. Il a eu
des fréquens retours de ce vomissement, mais moins
abondans; il n'a passé qu'une seule année sans l'éprouver, car souvent il en avoit deux, ou même trois chaque
année, & toujours il employoit avec succès le lait avec
l'eau glacée. A la fin de Juillet 1777, il en fut de nouveau atteint à Trévoux, où il habite, en fit même par
les selles, & dès-lors il eut une constipation de ventre si
extraordinaire, qu'il ne rendoit d'autres excrémens
que des urines Ces matieres ainsi accumulées lui occa-
sionnerent un gonflement prodigieux de tout le ventre,
avec une enflure aux cuisses & aux jambes; il étoit
regardé comme un homme perdu, n'osoit plus manger;
& sur ce qu'il entendoit dire des effets merveilleux des
Eaux de la Boisse, il s'y achemina les premiers jours
d'octobre. Etant arrivé au Pont-de-Beauvoisin, il eut
un petit retour de son vomissement; & s'emaginant que
cela provenoit des cahots du carosse, il se fit mettre sur
un cheval, pour se rendre à Chambéry, accompagné
par un homme pour le soutenir, arriva le 6 Octobre
au cheval blanc, faubourg de Maché; il se fit apporter
de l'Eau, & en but le lendemain près de six bouteilles
dans les 24 heures, & augmenta même les jours suivans.

Ces Eaux passerent les 4 premiers jours par les urines ; le 5ᵉ. jour, après avoir ressenti beaucoup de mouvemens dans le ventre, il se vuida dans la nuit ; il en avoit bu dix bouteilles, alla 5 à 6 fois, & tout le jour ne cessa de rendre des excrémens mêlés de filasses sanguines, semblables à des étoupes teintes de sang. Il ne cessa d'être évacué huit jours de suite, & poussa la boisson jusqu'à 18 bouteilles dans les 24 heures, prit beaucoup d'appétit, & ensuite eut le courage d'aller à la Source. Il fut encore évacué durant 4 jours, mais beaucoup moins ; & au 29ᵉ. jour de la boisson, il eut assez recouvert de forces pour retourner à Trevoux à pied : tous les habitans accouroient pour le voir, dès qu'on le sut arrivé, & le voyoient avec le plus grand étonnement, jouissant d'une bonne santé. M. le Marquis de Rufé voulut aussi le voir, ne pouvant croire son rétablissement, après l'état où il étoit son départ. Cette guérison ne contribua pas peu à donner à nos Eaux une réputation plus étendue dans tout le voisinage. Il est revenu cette année, non pour en boire, mais pour se montrer comme un ressuscité.

### OBSERVATION XLVI.

*Ischurie, soit difficulté d'urines, accompagnée de vives douleurs.*

M. le Chevalier de Villers, d'Arnai-le-Duc en Bourgogne, eut au milieu de Novembre 1777, deux accès de fiévre & une rétention d'urine, qui fut suivie d'une difficulté de les rendre, éprouvant des douleurs vives avant d'uriner, ainsi qu'en urinant. Ne pouvant trouver de soulagement à ses souffrances, il se rendit à Lyon le mois suivant, auprès de M. Collomb, Professeur

Royal au College de Chirurgie, qui caractérifa fa maladie d'une fluxion catarrale fur les glandes de la
veffie, & principalement fur la proftate. Cette fluxion
ayant engorgé ces glandes, qui, au lieu de répandre
une lymphe douce, fine & mucilagineufe pour lubri-
fier la veffie, en rendoient une vifqueufe, épaiffe &
âcre, qui, en fe mêlant avec les urines, formoit des
glaires, qui, irritant le canal de l'uretre lorfqu'elles
fortoient, caufoient les douleurs qu'il éprouvoit en
urinant. Il reffentit bientôt les bons effets des boiffons
dont cet habile Profeffeur lui fit ufer, par la diminution fenfible des douleurs ; & comme il lui avoit confeillé les Eaux de Spa ou de la Boiffe au printemps, un
de fes amis, qui en fut informé, lui propofa de lui en
faire parvenir en peu de jours ; il les reçut à Arnai-
le-Duc le 24 Décembre : & comme elles étoient gêlées,
il n'en put faire ufage que le 26, qu'elles furent mifes
en bouteille. Il en fut purgé une ou deux fois par jour
les 6 premiers jours qu'il en ufa, & au 8e. jour les
douleurs furent calmées. Il en continua la boiffon tout
le mois de Janvier, à la dofe d'une bouteille chaque
jour : les bons effets qu'il avoit retiré des foins de M.
Collomb, l'ont rappellé auprès de lui au mois de Mai
dernier ; & fur fon avis, il eft arrivé ici pour réiterer
la boiffon des Eaux, plutôt par reconnoiffance que par
befoin. Les premiers jours de fon arrivée en cette
Ville, il cracha un peu de fang ; je lui confeillai d'en
boire, malgré ce crachement, qui fut fupprimé au 3e.
jour. Ces Eaux ont toujours paffé par les urines ; il les
a continué durant un mois ; & j'ai remarqué qu'il avoit
pris un bien meilleur vifage, qui étoit jaunâtre à fon
arrivée.

## OBSERVATION XLVII.

*Violens maux de tête habituels depuis quatre années.*

M. Durand de Lyon, Capitaine au Régiment Petits-Vallons, Service d'Espagne, âgé de 42 ans, avoit eu des chûtes de cheval lorsqu'il étoit dans les Gardes du Corps de S. M. C. fut comprimé si violemment par un cheval, qu'il sentit craquer tout le devant de la poitrine, comme si le sternum & les côtes s'enfonçoient. Quelques mois après, il eut une autre chûte de cheval, qui roula si fortement sur son corps, qu'il perdit la connoissance, & fut transporté à son logis, sans se reconnoître. On lui fit 12 saignées dans les 24 heures. A toutes ces chûtes a succédé, depuis 4 années, un mal de tête si violent deux heures après son lever, qu'il étoit souvent obligé de soutenir & comprimer sa tête avec les mains. Le mal se calmoit un peu après le diner, pour reparoître quelques heures après avec plus ou moins de violence. On avoit mis en usage les saignées, les vomitifs, les purgations & beaucoup de remedes, sans qu'il en eut retiré aucun soulement. M'ayant consulté à Lyon sur son état, vu les différentes chûtes qu'il avoit eu, je lui conseillai les Eaux de la Boisse, qui lui porterent d'abord à la tête, & le second jour le firent vomir : & il fut si étourdi par ces Eaux, qu'il tomba dans le chemin, comme véritablement ivre de vin. Le 3e. jour, même effet, avec des glaires vertes & bilieuses, qu'il rendit en vomissant. Le 4e. jour, même ivresse, & si forte, que s'il n'eût été retenu, il tomboit par terre ; il vomit également des matieres vertes, & on le coucha sur un banc garni, où il fut assoupi demi-heure, ressentant son mal de tête avec la plus grande violence. Le 5ᵉ. jour, même effet, si non qu'il rendît, après la matiere verte, une matiere purulente. Le 6ᵉ. jour, même ivresse, & encore de la matiere purulente. Le 7ᵉ. jour, l'ivresse fut peu de chose, & point de vomissement. Les jours suivans, à peine les Eaux porterent-elles à la tête ; & au 15ᵉ. jour, les maux de tête furent considérablement diminués, ne fut plus obligé de soutenir sa tête. Au 20ᵉ. jour, son teint, qui étoit d'un jaune noir en arrivant, changea beaucoup & prit un coloris au 30ᵉ. jour, comme j'allois à la Source boire les Eaux, j'ai suivi tous les effets qu'il a éprouvé.

## OBSERVATION XLVIII.
*Douleur & chaleur vive dans la poitrine depuis 27 ans.*

M. le Baron de Balland, ancien Major de cette Ville, eut en 1751 une fluxion & rhume de cerveau, avec la fiévre. Ayant été saigné, la fluxion se porta sur la poitrine, lui procura un feu, soit chaleur vive & une douleur fixe au sternum. La fiévre terminée, la douleur & la chaleur de la poitrine subsisterent ; & trois ans après, la douleur se fit aussi ressentir entre les épaules, comme si on le perçoit à travers la poitrine ; on lui fit beaucoup de remedes, craignant qu'il ne tombât dans une consomption. Le sommeil étoit très-dérangé, & il étoit obligé de se lever durant la nuit : il avoit une rougeur aux deux joues. Cette douleur & chaleur se sont soutenues jusqu'à l'année derniere, qu'il but les Eaux durant 40 jours en deux tems ; le sommeil, qui étoit inquiet & interrompu, est devenu suivi & tranquille ; la douleur & chaleur de poitrine, ainsi que la rougeur du visage, ont disparu, & l'appétit est devenu meilleure, pouvant manger deux fois par jour, au lieu d'une.

Les

Les Eaux ont conſtammént paſſé par les urines. Il avoit
obſervé que les bains qu'il prit il y a 2 ans, avoient
allegé la chaleur, mais non diſſipé.

## OBSERVATION XLIX.

### *Affection hypochondriaque.*

M. Dumas, Banquier de Lyon, vint ici le 7 Septembre dernier ; il étoit dans une profonde mélancolie ,
but les Eaux pendant trois ſemaines ; il rendit des
glaires, & lui procurerent des hémorrhoïdes fluentes :
la gaieté prit la place de l'air grave qu'il avoit à ſon
arrivée ; ſon contentement eſt connu à tout Lyon, &
prouvé par le ſéjour de ſix ſemaines qu'il a paſſé ici
pour en réitérer la boiſſon. Ces Eaux ont conſtamment
paſſé par les urines.

## OBSERVATION L.

### *Douleurs & défaut de digeſtion.*

Madame Azema de Lyon étoit depuis longtems
privée de pouvoir manger de la viande, avoit des douleurs en ceinture & aux bras, qui lui cauſoient beaucoup de peine pour ſe lever de ſon fauteuil ; les Eaux
l'évacuerent beaucoup par les garderobbes, elle prit
de l'apétit, put digérer la viande ; ſes douleurs en
ceinture & aux bras, furent diſſipées, & a rendu le
plus grand témoignage du bon effet qu'elle en a reçu.
Elle avoit auſſi une glande audevant du col, immédiatement audeſſus du ſternum, de la groſſeur d'une petite
noix ſaillante, qui à peine eſt ſenſible à-préſent. Fai-
ſant de nouveau uſage de nos Eaux, depuis 6 ſemaines
qu'elle réſide à Chambéry, n'en ayant bu l'année

I

derniere que 30 jours, pour avoir souffert du dérange-
ment dans sa santé, occasionné par un amas de bile à
la suite des vifs chagrins qu'elle a essuyé dans l'hiver
dernier.

## OBSERVATION LI.
### Douleurs, obstructions du foie, & difficultés des digestions.

Madame Julien du Viviers de Lyon, âgée de 52
ans, eut le 12 Décembre dernier, une colique & fièvre
continue, une douleur fixe au foie, après une diarrhée
de six semaines, qui précéda la colique. La fièvre
continue se changea en fièvre d'accès, qui furent fixés
par le kina. Elle avoit rendu beaucoup de bile durant
sa maladie : la diarrhée ayant reparu par intervalles
après les accès de fièvre, on la mit au régime absolu
de se priver de toute espèce de viande, ne pouvant
la digérer ; le sommeil étoit très-mauvais, Madame
ne pouvoit se coucher du côté droit, dont elle conti-
nuoit à souffrir, avoit le teint jaune & plombé. Je lui
conseillai les Eaux de la Boisse lorsque je la vis à Lyon ;
elle arriva ici le 10 Juin ; elle étoit sans apétit & peu
de sommeil : elle commença les Eaux le 11, qui ont
passé par les urines & facilité les garderobbes, que
Madame avoit fort rares, restant quelquefois 8 jours
sans en avoir, excepté qu'elle n'eût recours aux remedes. Le sommeil est devenu bon au 8e. jour ; au 15e.
jour la douleur de foie a été dissipée ; peut se coucher
sur le côté ; le teint s'est éclarci & n'est plus jaunâtre,
mange & digére la viande, même le bœuf. Elle en a
bu jusqu'à 3 bouteilles le matin à la Source, jusqu'au
18e jour, qu'elle a diminué cette dose ; & aujourd'hui,
3 Juillet, j'ai reconnu que son foie, qui étoit devenu

moins élevé & plus palpable, est entierement débarrassé. Elle continuera d'en boire jusqu'au 30ᵉ. jour.

## OBSERVATION LII.
### Insomnie & douleur dans l'hypochondre gauche.

M. de Riverieux de Chambost, Commandant du Guet de Lyon, avoit depuis plusieurs mois une insomnie & une douleur dans l'hypochondre gauche, qui l'empêchoit de se coucher sur le côté; il est venu boire les Eaux, qui ont passé par les urines, lui ont rendu le sommeil, & dissipé la douleur qu'il éprouvoit depuis 6 mois, pouvant se coucher également des deux côtés: il les a bu pendant 35 jours, & est reparti avec la plus grande satisfaction de son voyage.

## OBSERVATION LIII.
### Douleurs rhumatismales, contractions & papiltations après les repas.

M. Ducloz de Blanzy, Chevalier de la Réligion des SS. Maurice & Lazare, Colonel d'Infanterie, Commandant de la Ville, Château & Banlieue d'Annecy, étoit atteint depuis 4 années de douleurs rhumatismales errantes, qui occupoient tantôt la tête, tantôt la poitrine & l'estomac; les douleurs étoient très-vives, & avoit très-souvent après les repas des contractions & palpitations très-fortes: il a bu les Eaux durant deux mois, en a été fort évacué; ce qui a dissipé les palpitations & contractions; & les douleurs devenues peu à peu, moins vives, sont totalement cessées. J'ai suivi exactement lesdits effets: il continue encore les Eaux, qui l'ont purgé, après le 12ᵉ. jour, jusqu'à 8 à 10 fois durant huit, & 4 à 5 durant six; les autres jours elles ont passé par les urines, lui ont donné un grand

apétit, un bon fommeil, & un contentement indicible
de fe voir délivré des fouffrances prefque continuelles
qu'il éprouvoit depuis 4 ans.

## OBSERVATION LIV.

### Crachement de fang & de matiere purulente.

M. Perrache, Maître Chirurgien, âgé de 28 ans,
natif de Fayance, Diocefe de Fréjus, Jouiffant d'une
bonne fanté, fut tout-à-coup atteint d'un crachement
de fang, il y a 4 ans, à la Martinique ; il avoit eû
précédemment quelques hémorrhagies, il remarqua
que le fang qu'il crachoit étoit pur & vermeil : ce crachement fut calmé en 3 jours, au moyen de la diéte &
d'une tifane adouciffante. Environ 2 mois après,
étant fur mer pour revenir à Marfeille, il eut un nouveau crachement de fang, mais plus abondant, durant
3 à 4 jours, avec des foulevemens de cœur & des
envies de vomir, fans fommeil & peu d'apétit, avec
une oppreffion & des douleurs vagues audevant de la
poitrine. Arrivé à Marfeille il prit le lait de chévre,
la tifane d'orge, fe purgea deux fois, & fe rétablit ; il
refta une année fans cracher le fang, & eut quelques
hémorrhagies légeres : mais en 1777, il en cracha plus
fréquemment, & obferva une matiere purulente dans
fes crachats, qui quelquefois étoient un pus tout pur ;
il devint foible, eut un vomiffement de matieres bilieufes ; de forte qu'il fe retira chez lui le premier
Septembre dernier, vomiffant alors fes alimens tous les
après dîner, n'ayant de la toux que le matin & le foir,
lorfque le pus fe faifoit jour. Il reprit un peu d'apétit, il
eut des retours de crachement de fang de 15 en 15
jours, mais moins abondans, qui s'éloignerent, ayant
eu deux mois d'intervalles. Il eft venu à Chambéry

le 15 Mai, avoit quelques crachats teints de sang le jour de son arrivée ; il but les Eaux, qui ne produisirent aucun effet, vu la petite quantité. Le lendemain il en but le double ; ce qui lui fit vomir des matieres blanchâtres & acides, ce qui continua avec le même effet jusqu'au 8e. jour, qu'il eut un vomissement très-abondant d'une bile amere & aigre, qui dura depuis les 9 heures du matin, jusqu'à pareille heure du soir, quoiqu'il eût déja un peu vomi à la Source & en revenant en Ville. Il ne cessa de s'abreuver de cette Eau tant que le vomissement continua, après lequel il s'endormit & passa une bonne nuit. Il prit deux jours de repos, & retourna à la Source, & continua de vomir, jusqu'au 36e. jour, des matieres ameres lorsqu'elles étoient jaunes, & aigres lorsqu'elles étoient blanches, observant que les vomissemens alloient en diminuant. Les 12 jours suivans, les Eaux ont passé par les urines, & lui ont tenu le ventre libre, au lieu qu'auparavant il n'alloit qu'à l'aide des lavemens, qu'il prenoit de 3 en 3 jours. Il a rendu quelques goutes de sang par le nez les 3 derniers jours, a repris un bon apétit, un bon visage, de l'embonpoint, un meilleur sommeil, une respiration libre, & ses crachats paroissent naturels & peu abondans. J'ai vu presque tous les jours ce Malade plein talens & de mœurs ; cet amendement lui annonce un succès bien audessus de son attente.

## OBSERVATION LV.

*Convalescence pénible, cachexie & tumeur glanduleuse du sein.*

Eléonore Leroy, femme de Joseph Veytman ; Teinturier de la Charité de cette Ville, eut une fausse couche dans le mois de Juin 1777, qui fut suivie d'une perte extraordinaire de fang, qui dura 28 jours. Ne pouvant fe relever de l'extrème foibleffe où elle fe trou-voit, étant fans apétit, fans fommeil, elle fut confeillée de boire les Eaux, elle employa 5 heures pour y arri-ver : le premier jour elle en but 7 petits verres ; s'ap-percevant que ces Eaux la travailloient par tout le corps, le 3e. jour elle reffentit des douleurs vives aux reins, & le 8e. jour les douleurs fe porterent au fein gauche, & ne cefferent qu'au 17e. jour. Ces Eaux pafferent plus ou moins par les urines, & fon ventre avoit beaucoup augmenté au 35e. jour, lorfqu'il lui furvint un dévoiement fi abondant, que pendant 8 jours elle alloit plus de 20 fois par jour des felles de matieres blanchâtres, d'autres fois jaunes & verdâtres. Les 6 jours fuivans elle n'alloit plus que fept à huit fois, & le dévoiement ceffa, l'apétit reparut ainfi que le fommeil, les forces fe rétablirent, la bouffiffure pâle & livide du vifage fit place à un coloris naturel : Elle but les Eaux près de 3 mois, & reconnut avec furprife qu'une glâde, de la groffeur d'un œuf, qu'elle portoit dans le fein gauche depuis 7 ans, étoit entierement diffipée. Les Eaux, après le dévoiement, ne pafferent plus que par les urines ; & comme j'avois eu occafion de l'ap-percevoir différentes fois lorfqu'elle commença la boiffon des Eaux, je fus empreffé d'en favoir les effets, qu'elle vint me déclarer le 21 Octobre dernier.

## OBSERVATION LVI.
### Coliques & vomiffement.

Mademoifelle de Montant étoit depuis 6 à 7 ans fujette à de violentes coliques & à des vomiffemens, aux approches des évacuations périodiques ; elle avoit fait beaucoup de remedes , & bu pendant 3 faifons les Eaux de Marclaz près de Thonon , qui font des Eaux ferrugineufes , fans obtenir la guérifon : au moyen de celles de la Boiffe , dont elle fit ufage l'année derniere , les coliques furent appaifées , & n'eut plus de vomiffement. Les ayant difcontinué , elle reffentit un peu de colique , mais fans vomiffement ; ce qui l'engagea à les reprendre. J'avois occafion de voir & interroger cette Demoifelle chez Madame de Perron , qui a été témoin du bon effet de ces Eaux , qui lui ont procuré un foulagement cherché inutilement par tout autre moyen.

### Observation LVII.
*Maux d'eftomac par une dartre répercutée.*

M. . . . avoit une dartre fort incommode fur les deux bras : ayant fait fans fuccès toute forte de remedes pour s'en délivrer , on lui propofa des applications qui la firent difparoître ; mais peu de tems après il lui furvint des maux d'eftomac , qui lui ôterent l'apétit , lui occafionnoient des péfanteurs & gonflemens dès qu'il avoit mangé. La boiffon de ces Eaux le firent vomir durant quelques jours , enfuite la dartre reparut , & les maux d'eftomac cefferent. Il a continué les Eaux durant 3 mois , a été délivré de la dartre ; & depuis plus d'une année il jouit d'une bonne fanté , fans avoir éprouvé aucun retour des violens maux d'eftomac qui avoient fuccédé à la rentrée de l'humeur dartreufe.

### Observation LVIII.
*Maux de tête , d'eftomac & oppreffion.*

Un Particulier de cette Ville , nommé Brunet, voitu-

K

rier du Faubourg de Montmeillant, avoit des maux de
tête, d'estomac & des oppressions; il ne pouvoir plus
travailler de son métier : il alla boire les Eaux, qui lui
firent rejetter beaucoup d'humeurs bilieuses durant 7
jours, & l'évacuerent par le bas; ce qui lui rendit sa
premiere santé.

## OBSERVATION LIX.

### *Privation de la vue, de l'ouie & de l'usage des membres.*

M. Dubuisson, marchand bijoutier de Lyon, à la
suite d'une fiévre maligne, fut perclus de ses membres,
avoit perdu l'ouie & la vue ; on désespéroit de le voir
jamais rétablir de cet état affligeant. On le conduisit ici
en Décembre 1777, assez à tems pour que dans l'espace
de 14 jours, il ait eu le bonheur de recouvrer une
santé parfaite.

## OBSERVATION LX.

### *Vomissement habituel de sang.*

Madame.... avoit inutilement mis en usage toutes
sortes de remedes pour un vomissement de sang, auquel
elle étoit sujette depuis plusieurs années: elle est venue
boire nos Eaux, & dans deux mois elle y a trouvé la
guérison.

Ces Observations me paroissent suffire pour démontrer les effets de ces Eaux sur le corps humain, & prouver qu'elles ont des propriétés & d'autres qualités, que
celles d'une eau pure & simple, malgré les prétentions
des auteurs des Annonces attribuées au College de Médecine de Lyon ; ce qui demande quelques éclair-
cissemens.

# ANNOTATION

*Sur les Annonces attribuées au College de Médecine de Lyon.*

J'Allai à Lyon dans les derniers jours d'Avril ; je fus consulté sur les Eaux d'Aix , plus encore sur celles de la Boisse ; tous les malades de considération me dirent que MM. les Médecins de Lyon ne faisoient pas plus de cas des Eaux de la Boisse , que de celles du Rhône. Je leur répondis qu'ils en jugeoient sans doute d'après l'Analyse de ces Eaux, publiée en Savoye , & je leur narrai les bons effets qu'elles avoient produit: leurs doutes me parurent levés, & depuis lors grand nombre les viennent boire. A la vue de l'annonce de Lyon du 4 Juin , insérée dans la Gazette de Berne , N°. 46 (*a*) , je fus étonné que le College de Médecine de Lyon eût pu appuyer sa décision sur une Analyse faite sur des Eaux qui ne souffrent point le transport. J'en écrivis à M. le Médecin Potot , qui me répondit qu'il n'avoit point été question ni d'Analyse , ni d'Annonce de la part du College , comme il en conste par sa Lettre ci-après.

(*a*) De Lyon, le 4 Juin.

*Le College de Médecine de cette Ville , d'après l'Analyse des Eaux de la Boisse près de Chambéry , faite en présence de plusieurs Médecins & Apoticaires , annonce que lesdites Eaux ne contiennent aucunes particules ferrugineuses ni minérales , & n'ont produit qu'une très-petite quantité de terre absorbante. Depuis cette Analyse , le College est intimément persuadé que ces Eaux n'ont que les qualités d'une eau pure & simple.*

Le Courier d'Avignon, N°. 47, me découvrit le but de ceux qui avoient conçu & envoyé les Annonces, que le Rédacteur d'Avignon, foit de Monaco, avoit rendu dans tout fon contenu, tandis que celui de Berne avoit cru devoir en retrancher les expreffions indécentes (*b*).

Qui ne croiroit, fur cette Annonce, qu'effectivement on avoit procédé à une Analyfe exacte fur ces Eaux ?

---

(*b*) *Annonce de la Gazette de Monaco, intitulée :*
Courier d'Avignon, N°. 47, 1778.

*Le College de Médecine de Lyon a vu avec le plus grand déplaifir, l'article de Lyon du 22 Mai, inféré dans la Gazette de Berne du 15 Mai 1778, où il eft dit, que le Sr. Fleury, premier Médecin de Chambéry, arrivé depuis peu à Lyon, en louant d'un côté les Docteurs de Lyon, de n'avoir pas confeillé les Eaux ( foi difant ferrugineufes) de la Boiffe près de Chambéry; d'après l'Analyfe qu'on en avoit publié en Savoye; a répondu de l'autre à toutes les objections. Le College annonce que d'après l'Analyfe defdites Eaux, préfentées par le Sr. Fleury, qui en a été faite à Lyon, chez le Sr. Delpont, maître Apoticaire, Diftributeur des Eaux minérales, en préfence de plufieurs Médecins & Apoticaires, & dudit Sr. Fleury; il réfulte que lefdites Eaux ne contiennent aucunes particules ferrugineufes ni minérales, & n'ont produit qu'une très-petite quantité de terre abforbante. D'après cette Analyfe, le College eft intimément perfuadé que lefdites Eaux n'ont que les qualités d'une eau pure & fimple, & qu'un Médecin honnête ne doit leur attribuer aucune vertu médicinale & particuliere.*

Tout étoit bien combiné pour détruire l'idée favorable
que j'en avois donné, empêcher les habitans de Lyon
d'en faire usage, & affoiblir la confiance qu'ils m'a-
voient accordé. Avant de parler de la prétendue Analyse, faisons observer deux petites inadvertances de
MM. Magneval & Brac, auteurs des Annonces : ils di-
sent avoir vu avec le plus grand déplaisir, l'article de
Lyon du 22 Mai, dans la Gazette de Berne du 15 Mai.
J'avois attribué cette erreur à l'Editeur du Courier d'A-
vignon ; mais comme elle se retrouve dans leur lettre du
28 Juin au Consulat de Lyon, je ne puis que l'attribuer
au déplaisir dont ils étoient pénétrés, qui ne leur permit
pas de réfléchir qu'un article du 22 Mai, ne pouvoit
être contenu dans la Gazette du 15 du même mois,
premiere inadvertance. La seconde est d'adapter l'épi-
thête *soi disant* à un être inanimé. En composant leur
Annonce, ils n'eurent pas le tems de péser les termes
par où elle finit, *qu'un Médecin honnête ne doit attribuer
à ces Eaux, aucune vertu médicinale & particuliere*. Ne
devoient-ils pas prévoir que les propriétés médicinales
que j'ai reconnu dans ces Eaux, étant prouvées, ils
exposoient le College respectable au nom duquel ils
parloient, à être taxé d'avoir manqué à l'honnêteté, par
la raison que s'il n'est pas honnête d'attribuer à ces Eaux
des vertus particulieres, si elles ne les ont pas ; il ne
peut l'être de les leur refuser, si elles les ont.

J'ignore la personne qui a envoyé l'article de Lyon
du 22 Mai, à M. le Rédacteur de la Gazette de Berne,
& s'il l'a rendu tel qu'il l'a reçu. Mais je demande à
MM. Magneval & Brac, pourquoi ils l'ont tronqué, en
omettant les premieres & dernieres phrases de cet article, qui, dans son ensemble, offre un sens bien diffé-

rent de celui qu'ils ont cherché à lui donner ; étant bien
évident que c'est à toutes les objections des malades,
que je fuis cenfé avoir répondu ; puifque déterminés
par l'idée avantageufe que j'en avois donné, plufieurs
Lyonnois commençoient à en faire ufage. Pour donner
à entendre qu'ils étoient provoqués dans cet article, il
convenoit de n'en rendre que la partie qui, féparément
prife, paroit indiquer que c'étoit les objections des
Docteurs, auxquelles j'avois fatisfait : ce qui auroit été
contre la vérité, puifqu'aucun de ces Meffieurs ne m'en
a propofé. Le filence que le College, dans fon affem-
blée du 1 Juin, s'étoit décidé de garder fur la prétendue
Analyfe, avoit déplu à MM. Magneval & Brac, puifque de leur propre mouvement ils ont compofé leur
Annonce, en ne préfentant de l'article du 22 Mai que
les phrafes qui convenoient à leurs vues particulieres,
que je ne cherche point à pénétrer ; ils font trop humains
pour s'oppofer à ce que leurs concitoyens puiffent trouver la guérifon ou du foulagement dans les maladies
que les remedes connus dans la Médecine, n'ont pu fur-
monter. Ils ont été trompés, fans doute, par la confiance qu'ils avoient à l'Analyfe publiée en Savoye (c).

---

Article de Lyon du 22 Mai, inféré dans la Gazette
de Berne, N° 43, 1778.

(c) *Tous les habitans de cette ville étoient partagés fur
la qualité des Eaux ferrugineufes de la Boiffe près de
Chambéry, & nos Médecins ne leur attribuoient pas beaucoup de vertu. Mais M. Fleury, premier Médecin de
Chambéry, arrivé depuis peu en cette ville, en louant d'un
côté les Docteurs de Lyon, de n'avoir pas confeillé ces*

Parlons maintenant de la prétendue Analyfe faite en ma préfence. Allant dîner chez M. Delpont, le 6 Mai, j'y rencontrai MM. les Médecins Raft & Chatagnier; M. Villermoz y étoit mais on vint le demander, & il ne put y revenir. M. Lanoix, Apoticaire, & ces Meffieurs, firent des effais avec différens réactifs fur les Eaux de Spa, du Rhône & de la Boiffe; n'ayant qu'une pinte de ces dernieres, M. Ricard le cadet en fit venir des Bretteaux. Après ces mêlanges, qui ne pouvoient rien décider, ils s'occuperent de la légereté refpective de ces Eaux; M. Raft appliqua un aimant fur un fédiment, qui ne manifefta point de fer attirable, parcequ'on ne lui avoit pas rendu fon phlogiftique. On fit diffoudre dans le vinaigre du fédiment obtenu par évaporation : On ne fit aucun effai fur celui que dépofent ces Eaux, après qu'elles ont reçu la teinte purpurine, ni fur celui qu'elles dépofent à leur fortie, parcequ'il fallut s'occuper d'un excellent dîner, dont l'analyfe fut complette; Mrs. les Convives appellés à leurs occupations, il ne fut plus queftion d'effais analytiques.

Je demande à MM. Magneval & Brac, fi l'on peut donner le nom d'Analyfe à ce travail, fait dans une Pharmacie fur une rue bruyante, expofée au tumulte des paffans, & de ceux qui venoient prendre des reme-

Eaux, d'après l'Analyfe faite en Savoye, a répondu de l'autre à toutes les objections. Déterminés par l'idée avantageufe qu'il en a donné, plufieurs Lyonnois commencent à en faire ufage; & fi les effets répondent à leurs efpérances, les malades ne tarderont pas à s'y tranfporter en foule.

des, & fi le Collége n'avoit pas marqué fa prudence, en
fe décidant au filence. On voit par la Lettre de M.
Potot, leur Vice-Doyen, avec quelle fageffe fe conduit
en pareil cas, un Collége qui a tant à cœur fa réputation. Quel eft le Chimifte qui pourroit s'empêcher de
rire, fi on lui préfentoit pour une Analyfe exacte ces
Effais, dont on n'examina pas même les réfultats? M.
Raft peut fe rappeller qu'en me parlant d'une lettre qu'il
avoit reçu de M. Magneval, je le priai de lui répondre
qu'il n'avoit point été queftion d'Analyfe, & que je me
propofois d'envoyer à leur Collége un Expofé de tous les
Effais que j'avois fait à Chambéry, avec M. Boiffet le
fils, Apoticaire très-verfé dans la Chimie; mais qu'auparavant je voulois les répéter avec M. Teiffier, Apoticaire de Lyon, qui m'avoit promis de venir en
Savoye avec moi pour cet objet; & s'il eût pu effectuer
fa promeffe, cette Analyfe auroit déja paru; non que je
préfume qu'elle foit capable de nous faire connoître
toutes les propriétés de ces Eaux, mais feulement pour
démontrer que leur fédiment obtenu par le repos, celui
de la teinte purpurine, & celui qu'elles dépofent aux
parois de leur ouverture, contiennent du fer attirabl. par
l'aimant, en leur rendant le phlogiftique; que les pelli-
cules onctueufes & ochreufes qui fe foutiennent à leur
furface, en contiennent également; que le fable d'où
elles découlent, en manifeftent auffi, & que par con-
féquent c'eft à jufte titre que j'ai nommé ces Eaux
ferrugineufes : il y verra auffi qu'elles verdiffent le firop
violat, & la teinte purpurine qu'elles prennent au
moyen de la noix de galle; ces derniers effais ne pouvant avoir lieu qu'à leur fource. Et s'il eft poffible de
découvrir les autres principes dont je les crois impre-
gnées,

gnées, & de juger de l'abondance de l'air contenu dans
ces Eaux, c'eſt M. Teiſſier ſur qui je fonde mes eſpé-
rances pour le ſuccès, vû celui que cet habile Artiſte
eut déja en 1764 ſur les ſédimens & ſublimations des
Eaux d'Alun d'Aix, que je lui avois fait remettre.

Si MM. Magneval & Brac avoient pris la peine de
lire les préliminaires de la Pharmacopée de Lyon, par
M. Viret, auquel perſonne ne refuſera les plus grandes
connoiſſances en Chimie & Anatomie, ils auroient vû
comment ce ſavant Profeſſeur expoſe dans les §§. 43,
44 & 45, l'impoſſibilité d'analyſer exactement les Eaux
minérales tranſportées, & que l'Analyſe chimique eſt
un moyen auſſi incertain pour juger de leur vertu, que
pour établir celle des végétaux & des animaux (*).

Enfin, M. Potot part aujourd'hui, 10 Juillet, de
de Lyon, pour venir en Savoye ; il verra les effets des
Eaux de la Boïſſe ; l'on répétera en ſa préſence les eſſais
dont j'ai parlé ci-devant ; je m'en rapporterai au
compte qu'il voudra bien en rendre à ſon College ;
ſon habileté & ſon honnêteté ſont connues de tout
Lyon, j'eſpere que MM. Magneval & Brac, à ſon retour, croiront qu'un Médecin honnête doit leur attribuer des vertus médicinales & particulieres, qu'ils re-
viendront de leur façon de penſer ; ſachant bien qu'il
n'eſt rien de ſi dangereux qu'un Médecin qui s'opinia-
tre dans ſon idée une fois conçue. L'expérience nous
apprenant qu'on doit toujours ſe défier de ſes propres
lumieres, rechercher la marche de la nature, ſe replier,
ſi le chemin que l'on a pris n'eſt pas le ſien ; c'eſt le
devoir d'un vrai Médecin : Le mien étoit de faire connoître aux Lyonnois, auſſi polis qu'affables, que j'ai

---

(*) *Voyez* la Pharmacopée de Lyon, *in-*4°. chez les Freres Periſſe,
Imprimeurs-Libraires à Lyon ; 1778.　　　　　　　　　L

été incapable de leur en imposer & d'abuser de leur confiance, comme l'annonce de MM. Magneval & Brac l'insinuoit. Ils devoient dire que c'étoit à l'insuffisance de mes lumieres, qu'ils attribuoient l'idée avantageuse que j'avois de ces Eaux, & non m'accuser de manquer d'honnêteté dans un Art dont elle doit être la base.

Une 3e. Source, quoique beaucoup moins abondante, découle au centre de la colline, à peu de distance des deux autres; on reconnoît au goût & à l'odorat, qu'elle est sulfureuse; & ses effets, dans certaines affections de poitrine & de la peau, lui mériteront la préférence; mais avant de les indiquer, je veux en réitérer les Observations.

---

## LETTRE DE M. POTOT,

### VICE-DOYEN DU COLLEGE DE MEDECINE DE LYON,

#### Au P. M. FLEURY.

VOus voulez savoir, Monsieur & cher Confrere, si c'est le College de Médecine de Lyon qui a fait insérer dans différentes Gazettes, & singulierement celle de Monaco, ce qui y est dit au sujet des Expériences faites à Lyon en votre présence sur les Eaux minérales de la Boisse; vous êtes peut-être instruit que le College, suivant ses Règlemens, s'assemble tous les mois, pour traiter de tout ce qui peut avoir rapport à la santé publique, y communiquer les Observations que chaque Collegié peut avoir fait sur les maladies règnantes; &c. Je ne me trouvai point à l'Assemblée du 1 du courant; mais ayant lu effectivement dans ladite Gazette, l'article sur lequel vous me demandez des informations, j'ai été furpris de l'y trouver tel qu'il y eſt annoncé, n'ayant point entendu dire précédemment que le College l'eût ordonné, non plus que de faire aucune Analyſe, ni aucune expérience ſur vos Eaux. Je me ſuis informé auprès de quelques-uns de mes Confreres, ſi dans cette Aſſemblée du 1 du mois, il y avoit été queſtion d'un tel fait; ils m'ont répondu que non; ainſi il faut que ce ſoit quelque particulier qui, de ſa propre autorité, a fait annoncer un pareil avis : car, pour que le College des Médecins l'eût envoyé au Gazettier, ou donné ordre, il auroit fallu, 1°. une Aſſemblée exprès, qui eût ordonné par Délibération, que l'Analyſe de vos Eaux ſeroit faite. 2°. Par cette même Délibération le College auroit nommé, ſuivant ſon uſage, des Commiſſaires pour la faire. 3°. Les Expériences & Analyſe faites, les Commiſſaires en auroient rendu compte au College aſſemblé. 4°. Sur le rendement de compte des Commiſſaires, le College auroit pris une Délibération, qu'il auroit écrit ſur ſes Régiſtres. Or, comme il n'y a eu aucune de ces formalités, ni aucune Délibération, on peut donc vous aſſurer que ce n'eſt point le College des Médecins de Lyon qui a ordonné ni invité à mettre ſur les Gazettes ou Journaux, tout ce qu'on lui fait dire ſur les Eaux de la Boiſſe.

Voilà, Monſieur, le vrai tel qu'il m'a été rendu par quelques-uns de mes Confreres, qui s'étoient trouvés à l'Aſſemblée.

J'ai l'honneur d'être, &c.

POTOT, D.M.

Lyon, 25 Juin 1778.

---

### FAUTES A CORRIGER.

Page 9, ligne 7, volatifs, liſez volatils; page 21, ligne 5, le ſable roulé par ces Eaux, liſez le ſable d'où découlent ces Eaux; page 22, ligne 1ere, il eſt donc à propos, liſez il eſt à propos; page 32, ligne 4, Source ce ces Eaux, liſez Source de ces Eaux; page 36, ligne 13, conſétives, liſez conſécutives : Le Lecteur indulgent ſuppléera aux autres.

## AVIS.

Le ROI, par Lettres-Patentes du 14 Juillet 1778, permet à la Ville de Chambéry d'acquérir des Propriétaires des fonds des Eaux de la Boiffe, trois journaux, en l'autorifant d'y maintenir le bon ordre, & d'y faire toutes les réparations néceffaires. Ce font là des nouveaux traits de bienfaifance, que notre Augufte MONARQUE vient d'accorder pour le bien public & celui de l'humanité.

## ANNONCE.

*Monfieur le COMTE DE L'HÔPITAL, toujours animé d'un efprit patriotique, imaginant que les fommes qui ont été propofées dans différens papiers publics, étoient trop modiques; offre un Pari de 500 louis à ceux qui voudront nier la qualité ferrugineufe des Eaux de la Boiffe près de Chambéry.*

Signé à l'Original, DE L'HOSPITAL.

Vû. Eft accordée la Permiffion requife pour l'Impreffion. Chambéry, le 20 Juillet 1778.

*DIDIER, pour la Grande Chancelerie.*

De l'Imprimerie de M. F. GORRIN, Imprimeur de S. M. en Savoye.

www.ingramcontent.com/pod-product-compliance
Lightning Source LLC
Chambersburg PA
CBHW071239200326
41521CB00009B/1537